SingLiesel

MIX
Papier aus verantwortungsvollen Quellen
FSC® C014138
www.fsc.org

Druck: FINIDR, s.r.o.
Printed in Czech Republic
Umschlag: SingLiesel GmbH, Karlsruhe
Satz: Martin Janz, Freiburg i.Br.

Bildnachweise: shutterstock.com

ISBN 978-3-948106-82-9

info@singliesel.de, www.singliesel.de

Annette Weber

GESCHICHTEN AUS DEN 60ERN

SingLiesel

INHALT

LIEBE LESERINNEN UND LESER!

Mein Name ist Annette Weber. Seit unsere Kinder groß sind und eigene Familien haben, lebe ich mit meinem Mann in Paderborn. Seit fast 40 Jahren bin ich als Autorin tätig, schreibe Bücher, Geschichten und Theaterstücke für Kinder, Jugendliche und Erwachsene.

Als ich gefragt wurde, ob ich Lust hätte, persönliche Geschichten für ältere Menschen zu einem wichtigen geschichtlichen Ereignis zu schreiben, um ihre Erinnerung wachzuhalten, habe ich sofort zugestimmt und mich dann spontan für die 1960er-Jahre entschieden. Für mich sind sie die Erinnerung an meine Kindheit. Einiges Zeitgeschichtliche war mir noch gegenwärtig, die Brisanz mancher politischer Geschehen habe ich aber erst als Erwachsene nachspüren können.

Zeitgeschichte verbindet man immer auch mit einem persönlichen Erlebnis. Meist weiß man später noch ganz genau, wo man sich zu der Zeit gerade befand, in der das Geschehen stattfand.

Das Buch erinnert zunächst mit realen Informationen an das Zeitgeschehen. Danach folgt eine fiktive Geschichte, die einen ganz persönlichen Blick auf das Geschehen wirft.

Das Arbeiten an dem Buch hat mir viel Spaß gemacht. Ich hoffe, Sie spüren das zwischen den Zeilen.

Ich wünsche Ihnen mit diesem Buch viel Freude und würde mich sehr freuen, wenn auch Sie sich an viele verschiedene persönliche Geschehen der 60er-Jahre zurückerinnern können.

Liebe Grüße
Annette Weber

DER MODETANZ TWIST

- Der Twist war *der* Modetanz der 1960er-Jahre. Das englische Wort „twist" bedeutet Drehung oder auch Verdrehung. Das Besondere an diesem Tanz ist, dass sich die Paare nicht berühren.
- Im Juli 1960 machte der Sänger Chubby Checker diesen Partytanz durch seinen Hit „Let's twist again" berühmt.
- Den Höhepunkt der Popularität erreichte der Twist im Jahr 1961 durch die New Yorker Bar „Peppermint Lounge". Hier spielten berühmte Bands live vor vielen Prominenten, sodass sich der Club zu einem Publikumsmagneten entwickelte.
- In der Bundesrepublik Deutschland kam 1962 der Film: „Twist … dass die Röcke fliegen" in die Kinos.
- Ärzte warnten vor einer Überbelastung der Knie und Hüften und vor Wirbelsäulenschäden durch das Twist-Tanzen.

LET´S TWIST

Meine Frau Martha und ich hatten es uns zur Aufgabe gemacht, einmal im Jahr unsere Geschwister zu uns einzuladen. Sie freuten sich darüber und kamen alle, auch wenn einige von ihnen mehrere Kilometer Entfernung zurücklegen mussten.

Unseren Kindern Bernd und Eva waren diese Besuche verhasst. Sie konnten es nicht ausstehen, wenn mein Bruder sie mit den Worten „Ihr seid aber groß geworden" begrüßte. Und meine Schwester Renate drückte ihnen jedes Mal mit ihrem kirschroten Lippenstift einen Kuss auf die Wange.

„Musst du sie ausgerechnet an diesem Wochenende einladen?", jammerte Bernd. „Wann soll ich denn die ‚Sportschau' gucken?"

Und Eva seufzte.

„Ausgerechnet heute wollte ich mich mal erholen. Aber wenn diese Langweiler wieder da sind, muss ich die ganze Zeit den Abwasch machen."

Martha und ich ließen die Kinder meckern. Schließlich kann man ja nicht immer auf die Jugend Rücksicht nehmen.

Um halb vier kamen die Gäste. Gerade hatten wir uns zum Kaffeetrinken hingesetzt, da passierte es. Aus Bernds Zimmer erklang lautes Geheul. Genau genommen nenne nur ich diese Geräusche Geheule. Bernd sagt ‚Musik' dazu.

Let's twist again
like we did last summer,
yeah, let's twist again
like we did last year …

Unsere Gäste schossen wie von der Tarantel gestochen hoch.

„Was ist das denn?", fragte mein Bruder Fritz erschrocken.

„Ach, Bernd hat wieder seine Platte an", winkte meine Frau ab. „Kommt, lasst euch nicht stören. Das macht er nur, weil er uns ärgern will."

Sie versuchte, den Apfelkuchen zu verteilen, aber die anderen verstanden sie nicht.

„Was hast du gesagt?", fragte Fritz und Renate fügte hinzu: „Ja, sind wir denn jetzt bei den Amis?"

Ich merkte, wie ich richtig böse wurde. Was fiel Bernd ein, die Musik derartig laut zu stellen! Und jetzt hörten wir über uns, wie die Möbel zur Seite gerückt wurden.

„Was ist denn jetzt los?", fragte Renate und sah nun richtig ängstlich aus. „Das hört sich wie ein Erdbeben an."

„Das ist kein Walzer, oder?", fragte Fritz.

Meine Frau und ich tauschten kurze Blicke. Wer von uns sollte hinaufgehen, um unserem Sohn den Kopf zu waschen?

Plötzlich sprang Uschi auf. Uschi ist die Schwester meiner Frau. Sie ist immer sehr lustig und hat ein großes Herz, besonders für Kinder und Jugendliche.

„Kinder, wisst ihr denn gar nicht Bescheid?", rief sie. „Das ist Chubby Checker. Das ist Twist."

Wir starrten sie alle überrascht an.

„Twist? Lernt man das in der Tanzstunde?", fragte mein Bruder Fritz. Er konnte es immer noch nicht fassen.

„Natürlich lernt man das in der Tanzstunde", erklärte Uschi ungerührt. „Aber nur, wenn man auf dem Laufenden bleiben will. So wie ich zum Beispiel."

Sie stand nun auf und zwängte sich durch die Gruppe der Kaffeetrinker hindurch, bis sie schließlich frei in unserem Wohnzimmer stand. „Ich zeig's euch!", sagte sie. „Es ist nicht so leicht. Man muss die Beine schwingen und die Knie hin und her drehen." Und zu unserem großen Erstaunen begann sie, zu twisten.

Bernd spielte die Platte nun schon zum dritten Mal. Er hatte sogar die Lautstärke noch weiter aufgedreht. Das schien Uschi besonders zu gefallen.

„Let's twist again", sang sie nun und wippte ihre Hüften nach links und rechts. „Und nun aufgepasst, jetzt geht es sogar in die Knie. Dazu muss man schon ziemlich beweglich sein."

Sie tanzte es uns vor und plötzlich mussten wir alle lachen.

„Töfte, wie du das kannst", gab sogar Fritz, der alte Meckerpott, zu.

„Mach doch mit!", forderte ihn Uschi auf.

Und tatsächlich. Fritz stand von der Kaffeetafel auf, stellte sich Uschi gegenüber und begann, mit den Hüften zu rollen. Zu komisch sah das aus! Wir lachten, bis uns die Tränen aus den Augen liefen. Einer nach dem anderen kam nun auf unsere selbst erschaffene Tanzfläche. Wir schwangen die Hüften, bogen uns in die Knie und einige von uns schafften es sogar, sich bis auf den Boden zu verbiegen. So einen Riesenspaß hatten wir schon lange nicht mehr.

Plötzlich schwieg die Musik. Wir hielten in der Bewegung inne und starrten zur Decke.

„Was ist denn jetzt los?", rief Fritz. „Kann der Plattenspieler nicht mehr? Kommt, lasst uns mal mit dem Besen gegen die Decke klopfen. Das wirkt!"

Meine Frau Martha lachte immer noch Tränen. Sie holte einen Besen und gemeinsam klopften wir mit vereinten Kräften gegen die Decke.

„Ruhe!", rief Fritz noch. Er wusste, dass unser Sohn, dickköpfig wie er immer war, dann die Musik erst recht anmachte. Und tatsächlich. Es dauerte drei Sekunden, da ertönte der Twist von neuem. Und wir twisteten sofort wieder was das Zeug hielt.

Plötzlich wurde die Tür zum Wohnzimmer aufgerissen und Bernd stand in der Tür. Er stand dort mit offenem Mund und starrte von einem zum anderen. In diesem Moment war die Platte zu Ende. Bernd schnappte nach Luft.

„Was ist denn mit euch los?“, fragte er erstaunt. Wieder lachten wir laut. „Kannst du dieses Geheule mal wieder anmachen?“, rief ihm Renate zu. „Uns ist der Twist in alle Glieder gefahren.“

Wieder starrte Bernd von einem zum anderen. Dann ging er in sein Zimmer. Die Platte aber legte er nicht wieder auf. Das war auch nicht so schlimm. Wir hatten so viel Spaß gehabt, dass uns danach Kaffee und Kuchen noch besser schmeckten als sonst. Und später tanzten wir noch weiter. Uschi konnte uns nämlich auch den Letkiss zeigen.

DER MAUERBAU

- Nach Ende des Zweiten Weltkrieges wurde Berlin in vier Sektoren eingeteilt. Die innerdeutsche Grenze, die Deutschland in zwei Staaten teilte, war mit Zäunen und Alarmvorrichtungen gesichert, aber die Grenze zwischen Ost- und West-Berlin war noch offen.
- Viele Menschen flohen aus dem sowjetischen Sektor, sodass die DDR bis zum August 1961 ca. ein Sechstel ihrer Bürger, etwa drei Millionen Menschen, verloren hatte.
- Der große Flüchtlingsstrom vom Osten in den Westen Deutschlands sollte durch den Mauerbau gestoppt werden.
- Am 13. August 1961 begannen bewaffnete Grenzpolizisten mit dem Mauerbau.
- In der Nacht vom 17. auf den 18. August war die Mauer dicht. Danach waren Plätze, Straßen, Bahnverbindungen, aber auch Freunde und Verwandte für lange Zeit voneinander getrennt.
- Die Berliner Mauer wurde am 9. November 1989 geöffnet. Den Bürgern der DDR wurde die freie Ausreise gestattet.

ÜBER DEN SOWJETISCHEN SEKTOR

„Der Richard ist rüber in den französischen Sektor. Der kommt nicht mehr zurück."

Mit diesen Worten ließ sich unser Vater am Abendbrottisch nieder.

„Ach du meine Güte!" Unsere Mutter sah jetzt ganz erschrocken aus. „Dann habt ihr ja gar keinen Narkosearzt mehr."

„Bald müssen wir auch das noch selbst machen", seufzte Vater.

Meine Schwester und ich wussten nicht so genau, was das zu bedeuten hatte. Wir waren sieben und acht Jahre alt. Zu dieser Zeit lebten wir in Berlin, das nach dem verlorenen Krieg in vier Besatzungszonen aufgeteilt worden war. Wir wohnten in Berlin-Mitte und das gehörte zum sowjetischen Sektor. Immer wieder redeten unsere Eltern davon, dass Freunde in einen anderen Sektor flohen, um von dort in die Bundesrepublik einzureisen.

Vati arbeitete als Arzt in einem Berliner Krankenhaus. Sie hatten immer weniger Ärzte dort und er war oft ganz ratlos darüber.

„Manchmal denke ich, wir sollten auch in den Westen gehen", überlegte mein Vater. „Die Kinder haben doch hier gar keine Zukunft. Als Kinder von Akademikern werden sie nie zur Oberschule dürfen."

„Du hast Recht", sagte meine Mutter und blickte ganz traurig drein.

Aber Marie und ich wollten so etwas nicht hören. Uns gefiel es in Berlin, wir hatten eine schöne Wohnung und meine allerliebste Freundin Bärbel wohnte direkt unter uns im Haus. Besser konnte man es nicht haben, fand ich. Ich wollte doch gar nicht zur Oberschule. Da musste man ja den ganzen Tag lernen, das hatte ich schon an Hans-Peter, meinem Cousin, gesehen.

„Ich möchte lieber hierbleiben", sagte ich.

„Ich auch", fügte Marie hinzu.

Unsere Eltern seufzten. Sie waren ja auch gerne hier in Berlin-Mitte.

„Übrigens ...", fiel Mutti plötzlich ein, „... der alte Herr Bertram hat angerufen. Er hat sich eine dicke

Bronchitis eingefangen. Ich habe ihm versprochen, dass du noch einmal nach ihm schaust. Er ist doch immer so ein lieber Freund."

Vati nickte. „Dann fahre ich am besten gleich", sagte er. „Morgen ist wieder so viel zu tun."

Er verabschiedete sich von uns, holte sein Moped aus dem Keller und fuhr los. Der alte Herr Bertram wohnte in Spandau. Vati blieb eine ganze Weile fort.

In der Zwischenzeit schaltete unsere Mutti das Radio an. Um 19 Uhr hörten wir immer die Nachrichten. Nebenbei quatschten Marie und ich miteinander.

„Still!", rief Mutti plötzlich, und dann stürzte sie zum Radio und stellte es lauter. Ich hörte, dass sie von einem ‚antifaschistischen Schutzwall' redeten. Was das sein sollte, wusste ich nicht. Ich hatte allerdings in der Schule gelernt, dass Faschisten böse Menschen waren, die unseren guten Ostsektor in Gefahr bringen wollten. Warum sich Mutti so schrecklich darüber aufregte, verstand ich nicht.

„Mutti, was ist denn los?", fragte ich sie.

Meine Mutter presste die Hand vor den Mund. „Ich glaube, sie wollen eine Mauer errichten", flüsterte sie mit heiserer Stimme.

Jetzt lachte ich laut. Ich wusste, dass die Menschen das immer dachten. Aber ich hatte in der Schule gelernt, dass das alles Unsinn war.

„Denk doch daran, was Walter Ulbricht gesagt hat“, erinnerte ich sie. Und dann zitierte ich ihn: „Niemand hat die Absicht, eine Mauer zu errichten.“

Meine Mutter lachte verächtlich. „Und was, wenn er lügt?“, sagte sie. Das machte mich richtig erschrocken. Wie konnte meine Mutter denken, dass so ein guter und großer Politiker wie unser Walter Ulbricht eine Lüge erzählte? Ich wollte meiner Mutter noch so einiges sagen, aber sie winkte ab. Immer wieder ging sie zum Fenster und schaute hinaus. Sie wartete so unruhig auf Vati.

Dann endlich hörten wir das vertraute Motorgeräusch von Vatis Moped. Mit dem Ledersturzhelm unter dem Arm kam er kurz darauf ins Wohnzimmer gestürmt und küsste uns alle.

„Entschuldigt, dass ich so spät bin“, rief er. „Aber ich war noch am Spandauer Kanal. Dort haben sie Barrieren aufgebaut. Und überall liegen Drahtrollen und Stacheldraht herum. Ich habe so ein ungutes Gefühl. Ich glaube, die wollen uns hier im Osten einsperren, damit nicht noch mehr Menschen fliehen.“

Mutti nickte und erzählte Vati von dem antifaschistischen Schutzwall.

„Wir müssen hier weg!", sagte Vati. „Ich glaube, das ist unsere letzte Chance."

Marie und ich weinten. Wir waren sehr verzweifelt.

„Eines Tages werdet ihr uns dafür dankbar sein", sagte Vati. Und zu mir gewandt fügte er hinzu „Auch Bärbels Familie wird noch versuchen, zu flüchten, glaub es mir."

Unsere Eltern beschlossen, keine Zeit mehr zu verlieren. Marie und ich sollten nicht mehr in die Schule gehen. Auch durfte ich niemandem erzählen, was wir vorhatten. Das machte mich sehr verzweifelt.

Für die Flucht beschlossen meine Eltern, es getrennt zu versuchen. Vati packte seinen Arztkoffer zusammen, nahm Geld mit und packte seine goldene Taschenuhr ein. Dann setzte er sich auf sein Moped und fuhr davon. Mama zog Marie und mir drei Kleider übereinander. Auch unsere Mäntel mussten wir anziehen, obwohl es draußen ziemlich warm war. Ich hatte das Gefühl, mich zu Tode zu schwitzen.

„Wenn ihr gefragt werdet, wohin es geht, sagt, dass wir zu Tante Inges 50. Geburtstag fahren", bläute uns Mutti ein. Marie und ich nickten. Tante

Inge wohnte in Wedding und eigentlich konnten wir sie überhaupt nicht leiden. Niemals hätte sie uns zu ihrem Geburtstag eingeladen und wenn sie es doch getan hätte, hätten unsere Eltern bestimmt gesagt, dass wir leider keine Zeit hätten. Aber als Ausrede war sie nun gut genug.

Wir stiegen in Berlin-Mitte in die Straßenbahn, fuhren von dort in den britischen Sektor. An der Grenze nach Berlin-Tiergarten gab es viel Militärpolizei, aber niemand kontrollierte uns. Wir fuhren weiter über Charlottenburg, bis wir schließlich in Spandau ankamen. Hier wartete Vati in der Wohnung eines Kollegen auf uns. Waren wir froh, als wir ihn sahen. Er küsste und umarmte uns, als wenn wir wochenlang weg gewesen wären.

„Nun sind wir frei", sagte er immer wieder. Das konnte ich gar nicht verstehen. Ich war doch immer frei gewesen.

Erst viel später begriff ich die ganze Wahrheit. Und dann war ich so froh, dass unsere Eltern diesen Schritt gewagt hatten.

Von Berlin aus zogen wir weiter nach Bonn und hier fand Vati in einem Krankenhaus eine neue Anstellung. Wir bekamen eine Wohnung zugeteilt, später bauten unsere Eltern ein eigenes Haus. Marie und ich kamen tatsächlich in die Oberschule, darüber war ich dann doch sehr froh.

Und übrigens, meine Freundin Bärbel ist nicht in den Westen geflohen. Aber wir behielten immer einen engen Briefkontakt und ich konnte sie mit vielen Päckchen versorgen. Heute ist die Grenze auf und wir besuchen uns regelmäßig.

DAS ANWERBEABKOMMEN ZWISCHEN DER BRD UND DER TÜRKEI

- Am 30. Oktober 1961 wurde das Anwerbeabkommen zwischen der Bundesrepublik Deutschland und der Türkei unterzeichnet. Es beinhaltete, dass türkische Arbeiter in Deutschland auf Arbeitssuche gehen durften.
- Viele deutsche Firmen warben die Arbeitskräfte direkt an. Der deutschen Wirtschaft ging es fantastisch. Daher wurde händeringend nach Arbeitskräften gesucht.
- Die türkischen Arbeiter mussten sich bewerben und sich einer ärztlichen Untersuchung unterziehen. Dann wurden sie mit Sonderzügen von Istanbul aus in die Bundesrepublik gebracht.
- Ende der 1960er-Jahre zogen viele türkische Familien ihren Männern hinterher nach Deutschland.

MIT HASAN NACH DEUTSCHLAND

Ich erinnere mich gut an den Tag, an dem wir Hasan zum Busbahnhof brachten. Ich hatte unsere Tochter Selda an der Hand und unseren Sohn Metin auf dem Arm. Hasan ging voran. Er ging gerade und stolz, einen Koffer in der Hand. Er drehte sich nicht um, schaute nicht, ob wir noch hinter ihm waren. Da wusste ich, dass er Angst hatte, zu weinen.

Es würde ein langer Abschied für uns werden. Hasan wollte nach Deutschland gehen. In Almanya, so hieß es, konnte man schnell Geld verdienen und reich werden. In Almanya, so sagten sie, wuchs das Geld auf den Bäumen.

Geld hatten wir damals nicht. Wir wohnten in einem kleinen Holzhäuschen auf dem Land, besaßen etwas Land mit Olivenbäumen und Obst, zwei Ziegen und einen Esel. Das war schon mehr, als andere besaßen.

Hasan arbeitete auf den Feldern, ich führte den Haushalt und kümmerte mich um unsere Eltern und die Kinder. Es war immer zu wenig Geld da. Sorgenvoll dachten wir daran, dass die Kinder nie eine gute Schule besuchen konnten und dass es nie reichen würde, unserer Tochter eine gute Aussteuer mit in die Ehe zu geben. Da entschied sich Hasan, nach Deutschland zu gehen und dort sein Glück zu versuchen.

Vom Busbahnhof aus würde Hasan nach Istanbul fahren und dann mit dem Zug nach Deutschland reisen. Drei Tage würde die Fahrt dauern, hatte man uns erzählt.

Als der Bus anfuhr, sahen wir Hasan hinter dem Fenster sitzen. Er winkte und dabei lief ihm eine Träne über das Gesicht. Wir weinten alle ganz laut und winkten verzweifelt, bis wir den Bus nicht mehr sehen konnten.

Lange Zeit hörten wir nichts von ihm. Dann endlich kam ein Brief. „Deutschland ist ein komisches Land“, schrieb Hasan. „Die Menschen sind verschlossen. Die Arbeit ist hart. Ich sehne mich nach euch."

Und dann schickte er uns ein Foto. Dieses Foto werde ich in meinem ganzen Leben nicht vergessen. Es zeigte Hasan zwischen seinen Arbeitskollegen. Einige sahen sehr türkisch aus, andere waren blond. Besonders auffällig waren zwei Frauen. Beide waren blond und lachten in die Kamera. Sie sahen so anders aus als die Frauen bei uns. Sie trugen ihre blonden Haare schulterlang, blickten mit ihren hellen Augen keck in die Kamera und trugen kein Kopftuch. Solche Frauen hatte ich noch nie in meinem ganzen Leben gesehen. Ich musste das Foto immer wieder anschauen. Die Frauen sahen nett aus, nicht so verschlossen, wie Hasan schrieb. Ich merkte, wie ich seine Geschichte anzweifelte. Vielleicht hatte sich Hasan in diese Frauen verliebt. Sie waren jung und hübsch und irgendwie so frei. Eifersucht stieg in mir auf. Vielleicht hatte Hasan längst eine andere. Hasan und ich waren von unseren Familien zusammengeführt worden. Unsere Väter hatten unsere Hochzeit beschlossen. Wir hatten keine Zeit gehabt, uns ineinander zu verlieben. Vielleicht hatte Hasan in Deutschland seine große Liebe gefunden.

Immer wieder musste ich daran denken. Und wenn Hasan mal nicht schrieb, war sofort die Sorge wieder da: Kommt er wirklich zurück?

Aber er schickte uns regelmäßig Geld. Selda und Metin konnten zur Schule gehen. Sie strengten sich so an, gute Schüler zu sein, weil sie wollten, dass ihr Vater stolz auf sie war.

Und dann endlich, nach fast fünf Jahren, kam Hasan uns das erste Mal wieder besuchen. Stundenlang standen die Kinder an der Bushaltestelle und warteten auf ihn. Als der Bus endlich vorfuhr und Hasan ausstieg, mit mehreren schweren Koffern im Gepäck, hängten sie sich wie die Kletten an ihn und ließen ihn nicht mehr los. Wir hatten ihn alle so vermisst.

„Ich vermisse euch so", sagte auch Hasan, als wir zusammen beim Essen saßen. „Jeden Tag denke ich an euch. Und wenn ich Heimweh habe, singe ich die Lieder aus unserem Dorf."

Wir wurden alle sehr traurig.

„Du fehlst uns auch, Papa", rief Metin. „Warum kommst du nicht zurück?"

„Ich kann nicht", erwiderte Hasan. „Wovon sollen wir denn leben? Von der Ziegenmilch vielleicht?" Er sah nachdenklich von einem zum anderen. „Ich habe oft überlegt, euch nach Deutschland zu holen. Meine Freunde Ahmet und Buran haben ihre Familien nachgeholt. Sie sind sehr glücklich dort. Die Kinder besuchen eine gute Schule. Vielleicht studieren sie sogar mal."

Ich bekam es mit der Angst zu tun. „Ich weiß nicht", sagte ich. „Ich weiß nicht, ob ich in einem fremden Land leben kann. So ganz ohne Freunde und ohne die Eltern. Ich kann doch auch die Sprache nicht."

„Das kann man alles lernen", erklärte Hasan. „Ich bin mir sicher, dass es euch gefallen wird. Wenn ihr kommt, suche ich eine große Wohnung für euch, viel größer als dieses kleine Häuschen. Und wir könnten in richtigen Betten schlafen, mit einer richtigen Matratze. Es gibt dort auch vollautomatische Küchen und große Fernseher."

Jetzt wurden die Kinder aufmerksam.

„Fernseher?", riefen sie.

„Und nicht nur das", fuhr Hasan fort. „Ich würde auch ein Auto für uns kaufen."

Nun waren die Kinder nicht mehr zu halten. Am liebsten wären sie auf der Stelle mit nach Deutschland gegangen. Nur mir wurde schrecklich weh ums Herz.

Hasan fuhr erst mal ohne uns nach Deutschland zurück, aber der Gedanke, zu ihm zu gehen, hatte sich in unseren Köpfen breitgemacht. Und so beschlossen wir schließlich wirklich, zu ihm nach Dortmund zu ziehen.

Der Abschied war schrecklich. Wir feierten ihn mit dem ganzen Dorf, umarmten die Eltern und Geschwister immer wieder, streichelten sogar die Ziegen und den Esel

---

Als wir in Deutschland ankamen, regnete es. Die Häuser sahen grau aus und die Menschen hasteten durch die Straßen, ohne uns anzusehen.

Ich erinnere mich an meinen ersten Besuch in einem Milchgeschäft. Es roch dort so unglaublich anders, als bei dem Kaufmann in meiner türkischen Heimat. Es roch frisch und ein wenig säuerlich und der Milchmann trug eine weiße Schürze und hatte dicke rote Wangen.

Die erste Zeit war nicht einfach für uns. Hasan meldete die Kinder in der Schule an, aber sie wollten nicht hingehen, weil sie nichts verstanden und das Gefühl hatten, jeder lache sie aus. Und für mich war es ganz schlimm. Ich verstand die Sprache nicht und es fiel mir so schwer, den Alltag zu bewältigen. Leichter wurde es erst, als ich eine Freundin fand. Sie hieß Hatice. Sie lebte ein Stockwerk über uns und war ihrem Mann vor vier Jahren nach Deutschland gefolgt. Sie erklärte mir viel, ging mit mir einkaufen und half mir bei den Besuchen auf den Ämtern. So lebten wir uns langsam ein, jeden Tag wurde es besser. Nur manchmal überkam uns das Heimweh. Dann fiel uns ein, wie leicht und lustig das Leben in unserem Dorf war, wir dachten an unsere Familien und wir erinnerten uns an das warme Wetter, das alles so leicht machte.

Aber manchmal redet man sich die Dinge auch schön. Gerade Erinnerungen verschieben sich oft. Denn im letzten Jahr waren wir nach langer Zeit mal wieder in der Türkei. Oh Mensch, diese Hitze dort war unerträglich. Meine Tochter Selda vermisste ihre Freundinnen aus Dortmund, mein Sohn Metin ekelte sich vor den Fleischern, die ihre Tiere draußen schlachteten, und mein Mann und ich vermissten unsere weiche Matratze.

Es ist eben nicht so einfach, in zwei Ländern gleichzeitig zu Hause zu sein.

JOHN F. KENNEDY ZU BESUCH IN WEST-BERLIN

- Am 26. Juni 1963 besuchte der damalige Präsident der Vereinigten Staaten, John F. Kennedy, West-Berlin. Es war der 15. Jahrestag der Berliner Luftbrücke.
- Zum ersten Mal seit dem Mauerbau 1961 war ein US-amerikanischer Präsident zu Besuch. An diesen Besuch waren große Hoffnungen geknüpft, denn die Berliner befürchteten immer noch den Einmarsch der russischen Truppen.
- Hunderttausende Menschen versammelten sich auf den Straßen, als Kennedy in Begleitung des Bundeskanzlers Konrad Adenauer und des Berliner Bürgermeisters Willy Brandt durch Berlin fuhr.
- Um den Berlinern seine Solidarität zu bekunden, hielt Kennedy vor dem Schöneberger Rathaus eine bedeutende Rede. Sie endete mit den Worten: „Ich bin ein Berliner."

KENNEDY IN BERLIN

Berlin war seit Tagen wie in einem Rausch. Der amerikanische Präsident John F. Kennedy sollte zu Besuch kommen. Alle freuten sich unbändig auf diesen Tag. Und alle setzten große Hoffnung darauf, dass in unserer Hauptstadt endlich Ruhe und Frieden einkehren sollte. Wir lebten doch alle in Angst und Schrecken. Die Mauer war vor zwei Jahren gebaut worden und wir hatten große Angst, dass die Russen einmarschieren würden. Dass nun so ein großer weltoffener Präsident zu uns zu Besuch kam, erfüllte uns alle mit Erleichterung und Stolz.

Ich arbeitete als Fotojournalist für eine Berliner Tageszeitung. Täglich berichtete ich über die Vorbereitungen für den wichtigen Staatsbesuch. Ich fotografierte, wie die amerikanischen Fahnen aufgehängt wurden, ich knipste eine junge Frauengruppe, die Konfetti für den Präsidenten schnippelte, und ich schoss ein Bild von der städtischen Reinigung, die die Straßen säuberte.

Dann endlich war der 26. Juni gekommen, der Tag, an dem Kennedy auf dem Schöneberger Rathaus sprechen würde. Schon früh fuhr ich in die Redaktion, um mir meine Kameraausrüstung zu holen.

„Rudi, du kriegst die drei Zeiss-Kameras", erklärte mir unser Chefredakteur. „Die anderen hat der Fritz mitgenommen. Der ist zum Flughafen Tegel rausgefahren."

„Und wo ist das Stativ?", fragte ich.

„Das hat auch der Fritz mitgenommen. Er war heute spät dran und hatte Angst, dass schon so viele Journalisten im Weg stehen."

„Das gibt es doch nicht!", rief ich wütend. Der Fritz war wirklich ein blöder Wichtigtuer. Immer nahm er sich die besten Geräte und dachte nicht an die Kollegen. Denn es war klar, dass das Gedränge vor dem Schöneberger Rathaus viel größer sein würde.

„Vor dem Rathaus haben einige Menschen übernachtet!", rief ich. „Da ist doch jetzt schon kein Platz mehr zu bekommen."

Meine Kollegen schwiegen bedrückt.

„Kann ich vielleicht auf dem Balkon über dem Rathaus stehen?", fragte ich. „Da hätte ich einen großartigen Ausblick."

„Das ist leider verboten", erklärte mir der Chefredakteur.

„Mach das Beste draus, Rudi. Das hast du doch bis jetzt immer gemacht. Was meinst du, warum wir dich auf den Platz schicken. Du bist einfach unser Fachmann für tolle Aufnahmen!"

Für einen kurzen Moment fühlte ich mich geschmeichelt. Fröhlich nahm ich die Kameras, hängte mir zwei um den Bauch und eine um die Schulter und fuhr mit der Straßenbahn nach Schöneberg hinaus.

Auf den Bahnhöfen und erst recht in den Straßenbahnen herrschte ein unglaubliches Gedränge. Dabei war es noch früh am Morgen. Kennedy sollte erst um kurz vor eins eintreffen.

Als ich auf dem Platz vor dem Schöneberger Rathaus ankam, traf mich fast der Schlag. Die Menschenmenge stand schon jetzt so dicht, dass es nicht mehr möglich war, in eine der vorderen Reihen vorzurücken. Und selbst wenn ich meinen Fotoapparat hoch in die Luft gehalten und dann abgedrückt hätte, hätte ich wahrscheinlich den Rücken eines Menschen erwischt, denn viele hatten ihre Kinder auf ihren Schultern sitzen.

Ratlos sah ich mich um. Mein Blick fiel auf das Schild einer Straßenbahnhaltestelle. Es war ein langgezogenes etwas dickeres gelbes Blech. Wenn ich mich nur darauf setzen könnte, hätte ich eine großartige Sicht über den Platz. Aber wie sollte ich da nach oben kommen? Ich bemühte mich, die Stange hinaufzuklettern, aber als ich oben angekommen war, gelang es mir nicht, mich auf das Schild zu schwingen. Ich war sowieso nicht so ein guter Kletterer. Außerdem behinderten mich meine drei Fotoapparate.

„Sollen wir Ihnen mal zu Hilfe kommen?", hörte ich plötzlich eine Frauenstimme hinter mir. Und dann umringten mich gleich drei junge Frauen. Sie kicherten und taten sehr geheimnisvoll. Und dann sah ich, dass sie eine Stehleiter dabeihatten.

„Das wäre … das wäre einfach unglaublich!", rief ich begeistert.

Wieder kicherten die drei. Die eine, eine Blonde mit hochgestecktem Haar, gefiel mir ganz besonders gut. Sie war es auch, die die Leiter zum Straßenschild zog und mich hinaufklettern ließ. Ich schwang meine Beine über das Schild und ließ mich darauf nieder.

„Na, sitzen Sie gut?", rief die Blonde zu mir hinauf.

„Prächtig!", gab ich zurück.

So ganz stimmte es allerdings nicht. Es war hier oben schon eine ganz schön wackelige Angelegenheit. Und gemütlich war es auch nicht gerade. Vor dem Schöneberger Rathaus versammelten sich immer mehr Menschen und es wurde immer lauter.

Es vergingen noch einige Stunden bis zum Mittag, die mir wie eine Ewigkeit vorkamen. Aber mir blieb nichts anderes übrig, als auszuharren. Ich tröstete mich damit, dass ich den besten Platz aller Zeiten erwischt hatte.

Plötzlich wurde es mucksmäuschenstill. Ich starrte nach vorn. Tatsächlich. Kennedy betrat das Podium. Neben ihm erkannte ich Willy Brandt, Konrad Adenauer und den französischen Stadtkommandanten Edouard Toulouse. Außerdem standen noch verschiedene andere Personen um die Staatsmänner herum. Sie waren wohl die Wachmänner.

Vor mir sah ich, wie die drei Frauen die Stehleiter hinaufgestiegen waren. Die Blonde saß auf der obersten Sprosse, die anderen standen links und rechts daneben.

Nun brach ein Jubel los. Fahnen wurden geschwenkt, Konfetti flog und wer nichts mitgebracht hatte, winkte einfach mit beiden Händen.

Ich fotografierte wie der Teufel in alle Richtungen.

Und nun begann Kennedy zu reden.

„Alle freien Menschen, wo immer sie leben mögen, sind Bürger dieser Stadt West-Berlin", sagte er auf Englisch, „und deshalb bin ich als freier Mann stolz darauf, sagen zu können ..." Und nun sprach er deutsch und es klang lustig mit seinem amerikanischen Akzent. Er sagte: „Ich bin ein Berliner."

Und gerade als er das sagte, schoss ich ein Foto. Das war vielleicht ein bewegender Moment. Die Menge tobte. Die Menschen standen jetzt so eng, dass kein Haar mehr dazwischen gepasst hätte. Sie drängten sich immer dichter, wogen wie Wellen hin und her. Was war ich froh, hier oben auf der Haltestelle in Sicherheit zu sein. In der Menge hätte ich sicherlich Platzangst gekriegt.

Plötzlich sah ich, dass die Leiter mit den drei Frauen vor mir ins Wanken geriet. Die Menge drückte dagegen. Oh nein! Was machten sie bloß! Die Frauen würden doch fallen. Die beiden jungen Frauen links und rechts der Leiter kletterten schnell herunter, aber die Blonde auf der oberen Sprosse konnte sich nicht halten. Sie schrie. Die Leiter fiel in sich zusammen und die junge Frau stürzt mitten in die Menschenmenge.

So schnell ich konnte, kletterte ich von der Haltestelle und ließ mich an der Stange herunter in die Menschenmenge fallen. Dann schaffte ich es tatsächlich, mich zu der jungen Frau durchzukämpfen. Ihr war nichts passiert. Die Menschenmasse hatte sie aufgefangen.

„Alles gut gegangen", lachte sie, aber sie sah noch ziemlich blass aus vor Schrecken. „Und Sie, haben Sie ein schönes Foto gemacht?"

„Ich hoffe sehr", sagte ich. „Und das haben ich nur Ihnen zu verdanken."

Sie strahlte mich an. „Das habe ich gerne gemacht", sagte sie.

Da gab ich mir einen Ruck und wagte die Frage: „Darf ich mich vielleicht revanchieren und Sie heute Abend zum Tanzen einladen?"

Und tatsächlich. Sie nahm meine Einladung an.

Seit diesem Tag waren wir unzertrennlich. So hatte das Foto um John F. Kennedy für uns noch eine ganz persönliche Bedeutung bekommen.

DAS GRUBENUNGLÜCK VON LENGEDE

- Am 24. Oktober 1963 ereignete sich im Eisenerzbergwerk Lengede-Broistedt ein großes Unglück. 475.000 Kubikmeter Wasser und Schlamm brachen in den „Schacht Mathilde" ein und überfluteten ihn. 129 Bergleute befanden sich um diese Zeit unter Tage. 29 kamen bei der Überflutung ums Leben.
- 79 Männer konnten sich rechtzeitig retten. Von den anderen fehlte jede Spur. Die Suchaktionen wurden durch Bohrungen nach Eingeschlossenen fortgesetzt.
- Am 3. November stieß man nach minutenlangen Klopfzeichen gegen das Bohrgestänge auf die ersten Antwortzeichen. Ein Rohr machte es nun möglich, dass man durch Zettel in Kontakt treten konnte. So gab es Gewissheit: Elf Überlebende hatten sich in einen Hohlraum geflüchtet.
- Das Bohrloch wurde vergrößert, Kleidung und Nahrung hinuntergeschickt. Mikrophone ermöglichten sogar den Kontakt zwischen den Angehörigen.
- Am 7. November erfolgten nach aufwändigen Vorkehrungen die Rettungsbohrungen. Es fuhr ein Steiger zu den Eingeschlossenen hinunter und brachte einen Bergarbeiter nach dem anderen ans Tageslicht.

WILLY IST VERSCHOLLEN

Anfang Oktober im Jahr 1963 kam mein Kumpel Willy Heinsmeier auf mich zu. „Alfred?", fragte er mich. „Kannst du mit mir die Schicht am 24. tauschen? Christel hat doch Geburtstag. Sie will ein paar Freude einladen, naja, du weißt doch, wie das ist."

Willy war so ein liebevoller Familienvater. Für seine Frau und seine kleine Tochter tat er alles. Die beiden hatten sich so lange ein Kind gewünscht. Jetzt, wo seine kleine Christel geboren war, genoss er jeden Tag mit ihr.

„Klar, mache ich das", sagte ich. Schließlich hatte Willy auch so manche Schicht mit mir getauscht, als meine Frau im Krankenhaus gelegen hatte. „Dass deine Kleine schon wieder Geburtstag hat! Bald kommt sie in die Schule."

Willy strahlte über das ganze Gesicht.

„Ja, bald ist es so weit. Sie kann es gar nicht mehr abwarten."

Wir besprachen den Tausch mit dem Vorarbeiter. Es war alles kein Problem.

Willy und ich arbeiteten, wie viele andere auch, an der Eisenerzgrube in Lengede, in der Nähe von Salzgitter. Hier wohnten wir auch alle zusammen. Lengede war ein kleines Dorf mitten im Grünen zwischen Ackerland und Schafen.

Das Erz war lange Zeit im Tagebau abgetragen worden. Als das nicht mehr viel hergab, baute man unterirdisch weiter. Es entstand ein unterirdisches Geflecht aus Stollen und Gängen. Die Grube in Lengede war eine sehr feuchte Grube. Um arbeiten zu können, mussten wir immer wieder Wasser abpumpen.

Am 24. Oktober hatte ich also Frühschicht. Als ich nachmittags nach Hause kam, sah ich Willy noch mit den Kindern auf der Straße spielen. Er winkte mir zu. Christel, das Geburtstagskind, trug ein buntes Kleid.

Abends rollte ich mich gemütlich vor dem Fernseher zusammen und genoss den Feierabend. Ich war froh, dass Willy die Spätschicht übernommen hatte. Die Schicht war immer besonders anstrengend.

An diesem Abend fuhr Willy dann mit 128 anderen Kumpels in den „Schacht Mathilde" ein.

Ich legte mich früh schlafen, denn am nächsten Tag sollte ich wieder zur Frühschicht erscheinen.

Mitten in der Nacht schlug die Glocke. Wie der Blitz sprang ich auf. Das war das Zeichen für ein Unglück. Was war passiert? Ich musste sofort an Willy denken. Um Himmels willen! So schnell ich konnte, zog ich mich an und rannte zur Grube hinüber. Dort fuhr man gerade einige Bergleute aus dem Schacht.

„Was ist passiert?", schrie ich.

Die anderen sahen bedrückt aus. „Wassereinbruch", sagte der Steiger. „Einige konnten wir retten. Aber 40 Kumpel sind noch vermisst. Wir gehen davon aus, dass es sie erwischt hat."

„Ist Willy dabei?", rief ich. „Willy Heinsmeier aus meiner Schicht?"

Der Vorarbeiter schüttelte den Kopf. „Deine Schicht war heute auf der 60-Meter-Sohle. Da hat keiner überlebt."

Mir schossen die Tränen in die Augen. Niemand hatte überlebt? Das konnte doch nicht wahr sein! Das durfte einfach nicht wahr sein.

Nun sah ich Willys Frau Gerlinde am Förderturm auftauchen. Sie drängte sich durch die Menge. „Was ist passiert?", schrie sie und ihre Stimme klang fast hysterisch. „Ist meinem Mann Willy etwas zugestoßen? Sag mir doch, was passiert ist."

Ich konnte überhaupt nicht antworten. Ich heulte einfach nur wie ein Schlosshund.

Unser Vorarbeiter übernahm es, ihr die Nachricht vom Tode ihres Mannes mitzuteilen.

„Das hat keiner überlebt!", sagte er.

Gerlinde war weiß wie die Wand. Sie sagte nichts, sie weinte auch nicht. Sie sah einfach nur aus wie ein Gespenst. Und dann drehte sie sich um und wollte gehen. Da fasste ich sie am Arm.

„Hör zu, Gerlinde!", rief ich. „Gib Willy nicht auf. Da unten gibt es immer auch Hohlräume. Vielleicht haben sie das Wasser rechtzeitig gesehen und sich in einen Hohlraum gerettet."

Gerlinde sah mich hoffnungsvoll an. „Meinst du?", fragte sie. Ich nickte langsam – aber glauben konnte ich selbst nicht daran.

14 Tage vergingen und allen war klar, wenn jetzt noch jemand gerettet werden sollte, glich das einem

Wunder. Willy wurde für tot erklärt. Das war schrecklich für mich.

Am Tage der Trauerfeier war ich nicht in der Lage, mit den anderen in die Kirche zu gehen. Ich ging noch einmal zum Bergwerk hinüber, wo die Bergungsarbeiten noch immer im Gange waren. Immer noch standen Menschen dort herum, immer noch hofften Frauen und Kinder um ihre Ehemänner und Väter. Aus den Augenwinkeln sah ich auch Gerlinde dort stehen. Sie kam auf mich zu.

„Ich gehe erst zur Trauerfeier, wenn sie ihn gefunden haben", sagte sie. „Die Hoffnung stirbt zuletzt."

Das konnte ich nur bestätigen. Bedrückt standen wir herum und schauten bei den Bergungsarbeiten zu.

Plötzlich ging ein Aufschrei durch die Menge. „Da ist was! Seid mal ruhig!"

Nun wurde es totenstill am Förderturm.

„Am Schacht am ‚Alten Mann' ist ein Hohlraum. Da sind welche!"

„Los, holt ein Mikrofon! Wir versuchen, zu ihnen durchzukommen."

Ein Bohrer senkte sich in die Stollen hinunter. Wir hielten alle den Atem an. Der Mann, der den Bohrer führte, arbeitete mit großer Konzentration. Sie schoben ein Rohr durch das Gestein, bis es durch alle Gesteinsschichten hindurch bis zu dem Hohlraum durchgekommen war. Dann leiteten sie ein Mikrofon hinunter.

Wir hielten es nicht mehr aus. In engem Kreis umstanden wir die Bohranlage. Wir konnten die Klopfzeichen bis nach draußen hören. Schreiend fielen wir uns um den Hals.

Gerlinde sah mich plötzlich an. Ihre Augen waren so voller Hoffnung, dass mir ein Schauer über den Rücken kroch. „Vielleicht ist Willy bei ihnen!", rief sie.

Dann wurden Zettel durch die Röhre gelassen. Wie geht es euch? Was ist passiert? Wer ist bei euch?

„Willy!", schrie Gerlinde plötzlich so laut, dass allen ein Schauer über den Rücken lief. „Willy ist bei ihnen. Es geht ihm …", sie zögerte einen Moment lang, „… gut", sagte sie dann und wollte es doch nicht glauben. Wie konnte es Bergleuten gehen, wenn sie in völliger Dunkelheit und Nässe zusammengekauert seit Tagen in einer Höhle saßen?

Nun kamen so viele Helfer von allen Seiten angelaufen, wie man sie nie erwartet hätte. Journalisten vom Radio stellten ihr Mikrophon zur Verfügung, damit die Frauen und Kinder mit ihren Männern sprechen konnten.

„Gerlinde!", rief einer der Vorarbeiter über den Platz. „Komm mal her! Versuch mal, mit deinem Willy zu sprechen. Du musst allen da unten Mut machen."

Gerlindes Augen wurden groß. So schnell sie konnte, rannte sie zu den Helfern hinüber. Ehefrauen und Kinder, Mütter und Schwiegermütter, aber auch Freunde und Nachbarn ließen sich im Übertragungswagen des Radios nieder, um mit ihren Angehörigen zu sprechen. Auch ich durfte mit Willy reden.

Die Rettungsarbeiter arbeiteten nun auf Hochtouren. Das war auch nötig, denn die Bergarbeiter konnten es kaum noch da unten aushalten.

Und dann endlich der bewegende Moment. Der erste Bergarbeiter wurde aus der Tiefe geholt. Er trug eine Augenbinde, damit ihn das Tageslicht nicht blendete. Seine Mutter schrie, der Vater weinte. Zu gerne hätten sie sich auf ihren Sohn gestürzt. Doch das durften sie nicht. Der junge Mann war schwach und musste sofort ins Krankenhaus. Kurze Zeit später wurde auch der nächste Mann hinaufgefahren.

Irgendwann war auch Willy dabei. Gerlinde wollte zu ihm, aber sie wurde zurückgehalten. Zuerst musste ihr Mann untersucht werden. Als sie ihn später endlich umarmen konnte, gingen diese Bilder um die ganze Welt.

Willy und ich waren nach diesem Unglück noch unzertrennlichere Freunde als vorher. Trotzdem konnte ich sagen, dass ihn dieses Unglück für immer verändert hatte. Er war ernster geworden, trauriger, aber auch verantwortungsvoller. Nach dem Unglück arbeitete er weiter in der Grube. Darüber war ich sehr froh, denn er war mir der allerliebste Kumpel geblieben.

DIE EISKUNSTLAUF-WELTMEISTERSCHAFT

- Die Eiskunstläuferin Marika Kilius begann schon früh mit dem Eis- und Rollschuhlauf. Zunächst lief sie als Einzelläuferin, dann wechselte sie zum Paarlauf.
- Ab 1957 präsentierte sie sich mit dem Eiskunstläufer Hans-Jürgen Bäumler, mit dem sie mehrfach bei den Deutschen Eiskunstlaufmeisterschaften gewann.
- 1963 gewannen die beiden in Cortina d'Ampezzo und 1964 in Dortmund die Weltmeisterschaft.
- Marika Kilius und Hans-Joachim Bäumler galten als Traumpaar, heirateten aber nie. Sie blieben jedoch ihr Leben lang befreundet.
- Hans-Jürgen Bäumler arbeitete nach seiner Eislaufkarriere als Schlagersänger und Schauspieler.

EIN TRAUM WIRD WAHR

Seit meinem zehnten Lebensjahr interessierte mich das Eiskunstlaufen. Zweimal in der Woche ging ich zum Training und das war ziemlich hart. Meine Eltern hatten nämlich eine Gaststätte, in der ich viel helfen musste. Außerdem war ich ja noch Schülerin und auch in der Schule gab es viel zu tun. Das Training aber war mir wichtig. Ich träumte davon, so ein großer Star wie Marika Kilius zu werden und mit einem so schönen Mann wie Hans-Jürgen Bäumler über das Eis zu tanzen. Ich kann gar nicht zählen, wie oft ich gestürzt war. Unzählige Male war ich auf das harte kalte Eis gefallen, wenn ich versuchte, Pirouetten zu drehen. Aber ich gab nicht auf. Man musste eben hart üben, wenn man es schaffen wollte.

Im Januar 1964 gewann ich zum ersten Mal die Kreismeisterschaften. Das war wie ein Traum. Meine Eltern saßen im Publikum und als ich gewonnen hatte und auf das Siegertreppchen steigen durfte, weinte meine Mutter vor Rührung.

Zu Hause hatten meine Eltern eine kleine Feier für mich organisiert. Sie hatten schon vermutet, dass ich diesmal endlich gewinnen würde. Und dann überreichte mir mein Vater einen Briefumschlag.

„Ein kleines Geschenk für dich", sagte er. „Weil du so hart trainiert hast und weil du es endlich allen gezeigt hast."

„Da ist Geld drin", dachte ich noch während ich den Umschlag öffnete. Dann aber traute ich meinen Augen nicht. Eine Eintrittskarte lag vor mir. Eine Eintrittskarte für die Weltmeisterschaft im Eiskunstlauf, die in diesem Jahr in Dortmund stattfand. Ich konnte mein Glück kaum fassen. Endlich würde ich Hans-Jürgen Bäumler in Wirklichkeit sehen können. Und endlich konnte ich ganz persönlich mit dem deutschen Paar mitfiebern.

Ich konnte den Tag kaum erwarten. Immer wieder zog ich meine Eintrittskarte hervor und starrte auf das Datum. Ich hatte das Gefühl, der Tag würde niemals kommen.

Doch er kam. Meine Eltern und ich zogen uns warm an. Dann machten wir uns mit dem Zug auf den Weg nach Dortmund.

Viel zu früh waren wir im Stadion. Es war kalt und wir mussten noch lange Zeit auf den Beginn der Weltmeisterschaft warten, aber das störte uns nicht. Es war eine aufregende Stimmung in der Eislaufhalle. Menschen aller Nationen saßen um uns herum. Darunter waren auch einige Russen, wie wir an der Sprache erkannten. Sie waren in Siegerlaune, denn für ihr Land ging das Paar Belousova und Propotokov an den Start. Sie waren die eigentlichen Favoriten, denn sie hatten die letzten Olympischen Spiele gewonnen, während Marika Kilius und Hans-Jürgen Bäumler nur die Silbermedaille erreicht hatten.

„Diesmal wird es anders sein", sagte meine Mutter zuversichtlich. „Marika und Hans-Jürgen sind einfach das charmantere Paar. Sie ist so hübsch mit ihren blonden Haaren und daneben er mit seinem dunklen Haar und den dunklen Augen. Die Größe passt, die Bewegungen sind schwungvoll und weich – sie sind ein Traumpaar."

„Man merkt, dass sie eigentlich ein Liebespaar sind", sagte mein Vater. „Sie gehören zusammen und ich bin mir ganz sicher, dass sie bald nach der Vorstellung heiraten werden."

Das hörte ich nicht besonders gerne, denn ich hoffte ja immer noch, dass ich Hans-Jürgen Bäumler heiraten würde, um mit ihm über das Eis schweben zu können. Aber das erzählte ich meinen Eltern nicht. Sie hätten sich vielleicht über mich lustig gemacht.

Endlich begann die Weltmeisterschaft mit einer langen Rede und Musik. Wir waren in der Zwischenzeit fast an unseren Plätzen festgefroren.

Zunächst erfolgten die Pflichtfiguren. Alle Eisläufer zeigten Sprünge und Läufe. Besonders gefürchtet war die Todesspirale.

Marika Kilius und Hans-Jürgen Bäumler waren so fantastisch. Ich fand, dass sie besser und präziser sprangen als die Russen Ludmilla Belousova und Oleg Protopopov, aber die Jury sah das anders. Die Russen bekamen die bessere Bewertung.

„Wie kann das sein?", jammerte meine Mutter. „Ich fand, dass die Deutschen das viel besser gemacht haben." Und mein Vater schimpfte: „Die sind doch alle voreingenommen. Die Russen kriegen immer die besseren Bewertungen."

„Pssst!", rief uns der Mann zu, der vor uns saß. Man sah ihm die Anspannung im Gesicht an. Denn mit der Startnummer 3 glitten nun die Deutschen aufs Eis.

Ich biss mir vor Aufregung auf die Fingerknöchel. Die Startnummer 3 war eine unglaublich blöde Nummer. Denn wenn die Russen an den Start gingen, hatte die Jury den Auftritt der Deutschen doch schon lange vergessen.

Dann ertönte die Ansage durch den Lautsprecher. „Sehen Sie jetzt die Kür des deutschen Eislaufpaares Marika Kilius und Hans-Jürgen Bäumler."

Meine Eltern und ich sprachen kein Wort mehr. Die Musik ertönte und das Paar schwebte über das Eis. Sie waren beide ganz in Schwarz gekleidet. Dadurch stachen Marikas blonde Haare noch deutlicher hervor. Ihre Bewegungen waren so harmonisch, so aufeinander abgestimmt. Sie vertraute sich ihm bei allen gefährlichen Sprüngen an, er trug sie. Sie waren ein fantastisches Paar. Das konnte auch ich nicht abstreiten, so verliebt, wie sie einander anschauten.

Sie wussten, wie viel auf dem Spiel stand, darum waren ihre Sprünge höher und gewagter als sonst. Das war ein kluger Plan. Denn auch die Russen waren gut. Die Sprünge und Spiralen verliefen auch bei ihnen fehlerfrei.

Mit Spannung erwarteten wir das Urteil der Jury. Und dann – das war doch unglaublich – bekam das deutsche Paar von der Jury 13 Punkte für ihre Vorstellung – die höchste Punktzahl, die man sich vorstellen konnte.

„Gewinner der Goldmedaille ist das deutsche Paar Marika Kilius und Hans-Jürgen Bäumler", schnarrte die Stimme durch den Lautsprecher.

Mir schossen vor Freude die Tränen in die Augen und auch meine Mutter schniefte in ihr Taschentuch. Mein Vater war aufgesprungen. Er schrie und wedelte mit den Armen. Wir waren völlig aus dem Häuschen. Und dann sangen wir die Nationalhymne und sahen zu, wie das Eislauf-Traumpaar gemeinsam auf das Siegerpodest trat.

Übrigens heiratete Marika Kilius kurze Zeit später irgend so einen reichen Fabrikantensohn und beendete kurze Zeit später ihre Eislaufkarriere. Mir war das sehr recht. Auf die Weise hatte ich wenigstens Hans-Joachim Bäumler wieder ganz für mich allein. Und ich träumte von einer Eislaufkür mit ihm. Es würde eine Weltmeisterschaft sein und wir holten den Sieg. Und meine Eltern saßen in der ersten Reihe und applaudierten.

DIE ERSTE AUTOMATISCHE WASCHANLAGE

- 1961 entwickelten Gebhard Weigele und Johann Sulzberger die erste automatische Autowaschanlage. Sie bestand zunächst nur aus zwei Bürsten, die im Kreis um ein Auto herum fuhren und es putzten.
- Später wurde das Auto auf einem Förderband durch eine Waschanlage gezogen. Hier wurden verschiedene Waschgänge wie Vorwaschen, Bürsten und Trocknen angeboten. Diese Technik bildete die Grundlage für die heutigen Waschanlagen.
- Heute ermittelt ein Sensor die Höhe und Breite des Fahrzeugs. Es wird mit einem Hochdruckreiniger vorgewaschen, anschließend mit rotierenden Bürsten gereinigt, später mit einem Gebläse getrocknet. Man kann auch spezielle Waschprogramme wählen, die einen Unterbodenschutz oder eine Wachsbehandlung bieten.

EINE GANZ BESONDERE AUTOWÄSCHE

Ich hatte extra einen braunen Ford gekauft, nicht einen weißen oder einen schwarzen. Schließlich war ich Vertreter und viel unterwegs und ich hasste dieses ständige Autowaschen. Aber ich konnte machen, was ich wollte. Spätestens nach einer Woche war der Wagen wieder schmutzig.

„Papa, hast du schon gesehen?", rief meine Tochter Gisela und reichte mir die Zeitung herüber. „In Augsburg haben sie eine automatische Autowaschanlage gebaut."

Und sie zeigte auf ein Foto. Ein weißes Auto war darauf abgebildet, das sich in einem Schienenkreis befand. Um das Auto herum fuhren große und kleine Bürsten. Wasser ergoss sich aus einer Dusche über das Auto. Wie gebannt starrten wir beide auf das Foto.

„Unglaublich!", rief ich. „Was heutzutage alles möglich ist."

„Leider gibt es das erst in Augsburg", meinte Gisela. „Aber vielleicht dauert es nicht lange und dann bauen sie auch in unserer Stadt so eine Waschanlage."

„Ich wäre der Erste, der sie nutzt", sagte ich seufzend.

Die Tage und Monate gingen ins Land und ich hatte das Gespräch mit Gisela längst vergessen. Immer noch war ich als Vertreter tätig. Die Arbeit war mehr geworden und damit auch das Fahren und das Autowaschen.

Und dann, eines Abends, als ich müde auf dem Heimweg die Straße in unseren Ort entlangfuhr, sah ich eine lange Autoschlange vor einer Tankstelle stehen. Und dann las ich mit großen Augen: *Neueröffnung! Erste Waschanlage in Stuttgart!*

Und jetzt sah ich auch ein Auto aus dieser Waschanlage kommen. Blitzblank war es, als hätte man es mit der Hand geputzt. Ich überlegte sofort, mich der Autoschlange anzuschließen und mein Auto ebenfalls automatisch waschen zu lassen. Dann aber fiel mir Gisela ein. Sie würde es mir bestimmt übel nehmen, wenn ich sie nicht mitgenommen hätte.

„Gisela, hast du schon gehört? Es gibt eine Autowaschanlage in Stuttgart. Hast du Lust, mit mir dahin zu fahren?", fragte ich meine Tochter am nächsten Tag. Und ob sie Lust hatte. Sie jubelte laut. Dann lief sie mit mir zusammen zum Auto. Mein brauner Ford hatte mal wieder dringend eine Autowäsche nötig! Und so machten wir uns tatsächlich gemeinsam auf den Weg zur ersten Waschanlage Stuttgarts.

Als wir auf den Hof der Tankstelle fuhren, sahen wir, dass diese Waschanlage anders aussah als die in der Zeitung. Man konnte nämlich mit seinem Auto selbst in die Anlage hineinfahren und durfte darin sitzen bleiben. Auf einem Förderband wurde man in die Anlage geschoben und konnte dann von innen miterleben, wie der Wagen geschrubbt, gebürstet und geföhnt wurde.

Als Gisela und ich das bei den anderen Autos sahen, wurden wir ganz aufgeregt. Gisela sprang wie ein verrücktes Huhn auf dem Rücksitz hin und her.

„Wir fahren in die Waschanlage!", sang sie immer wieder. Und dann fragte sie bestimmt zum hundertsten Mal: „Kann auch wirklich nichts passieren, Papa?"

„Nein, natürlich nicht", sagte ich. Aber wenn ich ehrlich war, war ich mir nicht so sicher. Würde mein Auto auch nicht zerkratzt werden?

Eine Weile schauten wir zu, wie die anderen Autos schmutzig in der Waschanlage verschwanden und sauber am anderen Ende wieder herauskamen. Schließlich wagten wir es auch. Ich ging in die Tankstelle und bezahlte für eine Autowäsche. Dann fuhr ich zu dem Eingang der Waschanlage und zeigte mein Ticket. Der Tankwart winkte mich in die Anlage. Vorsichtig fuhr ich mit den Reifen auf das Förderband.

„Hände vom Lenkrad, Antenne rein, Fenster schließen!", rief mir der Tankwart zu. Und das tat ich natürlich. Dann gab es einen Ruck und der Wagen bewegte sich ganz von allein. Jetzt regneten Wasserströme auf meinen Ford hernieder. Und nun kam eine große Rollenbürste direkt auf uns zu. Gisela kreischte und schlug die Hand vor den Mund. Die Bürste schrubbte über die Vorderscheibe, rollte dann an der Scheibe hinauf. Wir hörten, wie sie über das Autodach rubbelte, um schließlich über die

Heckscheibe zu putzen. Und nun kamen auch schon die ersten Bürsten von beiden Seiten auf das Auto zu. Hin und her wurde es geruckelt. Auf und nieder schrubbten die Bürsten. Gisela sagte kein Wort mehr. Mit großen Augen saß sie auf dem Rücksitz und verfolgte den Waschgang mit atemloser Spannung.

„Hält der Wagen das aus?“, presste sie schließlich hervor.

„Ich habe noch keinen Wagen gesehen, der von den Bürsten plattgedrückt wurde“, sagte ich.

Ich lachte dabei, um Gisela die Angst zu nehmen, aber ein bisschen mulmig war mir doch. Endlich war der Bürstengang zu Ende. Jetzt ertönte ein anderes Geräusch. Wie ein Windstoß hörte es sich an. Verschiedene Düsen kamen nun auf unser Auto zu und föhnten es trocken.

Dann gab es wieder einen Ruck und der Wagen fuhr erneut von alleine an. Mit dem Förderband wurden wir aus der Garage transportiert.

„Noch mal!“, rief Gisela. Aber das war ja sinnlos. Das Auto war sauber.

„Nächste Woche wieder“, versprach ich ihr. Dann startete ich den Wagen und fuhr mit Gisela nach Hause.

DIE QUIZSENDUNG „EINER WIRD GEWINNEN"

- „Einer wird gewinnen" hieß die Quizsendung, die erstmals 1964 am Samstagabend in der ARD ausgestrahlt wurde. Sie wurde von Hans-Joachim Kulenkampff moderiert.
- Acht Kandidaten aus acht europäischen Ländern traten paarweise gegeneinander an. Dabei mussten sie Fragen aus Geschichte, Geographie oder Kunst beantworten. Beantwortete ein Kandidat eine Frage falsch, konnte sein Partner durch eine Geschicklichkeitsübung versuchen, den fehlenden Punkt zu holen.
- Vier Sieger zogen ins Halbfinale ein. In der letzten Runde mussten die beiden verbliebenen Kandidaten Fragen zum Weltgeschehen beantworten.
- Den Abschluss bildete stets ein Sketch mit dem Butler „Herrn Martin" (Martin Jente), der Kuhlenkampff Hut und Mantel reichte und die gelaufene Sendung ironisch kommentierte.

MAMA WIRD GEWINNEN

Samstagabend, wenn die Sendung „Einer wird gewinnen" im Fernsehen lief, traf sich unsere Familie im Wohnzimmer. Meine Geschwister, Ute und Hans, und ich hockten auf dem Teppich. Mutti und Vati saßen auf dem Sofa und unser Opa thronte auf seinem dicken Holzstock gestützt im Sessel. Saft und Wasser standen auf dem Tisch und für jeden gab es einen Riegel Vollmilchschokolade.

Erst redeten wir alle noch erwartungsvoll miteinander, doch spätestens wenn die Eurovisionsmusik ertönte, wurde es mucksmäuschenstill. Und dann endlich war es so weit: Hans-Joachim Kulenkampff betrat das Studio. Wie immer war er locker fröhlich, hatte ein paar gute Scherze auf den Lippen und brachte das Publikum im Saal und uns vor dem Fernseher zum Lachen. Dann stellte er seine Kandidaten vor. Es waren acht Teilnehmer aus unterschiedlichen europäischen Ländern eingeladen. Einer von ihnen kam aus Deutschland. Die Teilnehmer mussten sich zu Paaren zusammentun, Fragen beantworten oder, wenn sie die Fragen nicht richtig beantworteten, Geschicklichkeitsübungen absolvieren.

Unsere Familie liebte diese Quizfragen über alles. Besonders unsere Mutter wusste sie schnell und richtig zu beantworten.

„Wie heißen diese Baudenkmäler?", fragte Kulenkampff zum Beispiel und zeigte verschiedene Fotos.

„Das ist der Mailänder Dom!", rief Mutti. „Und das ist die Akropolis in Athen und das ist die Kaiser-Wilhelm-Gedächtniskirche in Berlin."

Und tatsächlich: Alles war richtig. Sie war viel besser als die Kandidaten, die den Mailänder Dom nicht erkannt hatten. Als nächstes gab es verschiedene kurze Theaterstücke. Wieder riet Mutti mit. „Das ist aus Schillers ‚Kabale und Liebe'. Und das hier ist aus ‚Antigone' von Sophokles", rief Mutti. Und wieder hatte sie Recht.

„Annemarie, du solltest dich mal als Kandidatin bewerben", sagte Vati dann immer und Ute, Hans und ich riefen: „Wirklich Mutti, mach das doch mal!" Und Opa murmelte: „Das Geld könntet ihr jedenfalls gut gebrauchen."

„Das mache ich ganz bestimmt nicht", sagte Mutti dann. „Ich würde vor Aufregung sterben."

Eines Tages klingelte es an der Tür. Der Briefträger brachte ein Einschreiben. Aufgeregt versammelten wir uns an der Haustür. Ein Einschreiben hatten wir noch nie bekommen. Es war eine Einladung für Mutti. Die ARD-Sendung hatte sie als Kandidatin für „Einer wird gewinnen" eingeladen. Mutti wurde weiß wie eine Wand, als sie das Einschreiben las.

„Wieso ich?", fragte sie. „Wer hat mich denn vorgeschlagen?" Niemand war es gewesen – jedenfalls behaupteten es alle.

„Mach doch mal mit", ermutigte Vati sie schließlich. „Du kannst doch wirklich alles erraten. Trau dich doch!"

„Und was soll ich anziehen?", fragte Mutti.

„Wir kaufen dir das schönste Kleid der ganzen Stadt!", versprach Vati.

Es dauerte noch einige Tage, bis wir unsere Mutter überredet hatten. Dann endlich stimmte sie zu.

Die Sendung wurde in Hannover ausgestrahlt. Mutti wurde also dorthin eingeladen und Vati gleich mit. Aufgeregt fuhren sie los.

An diesem Tag konnten wir es kaum abwarten, dass die Sendung begann. Diesmal machte es uns wahnsinnig, dass der Kulenkampff so viel redete. Dann endlich bat der Moderator die acht Kandidaten aus acht verschiedenen Ländern ins Studio.

„Da ist Mutti!", kreischte Ute so laut, dass uns fast die Ohren abfielen. Und tatsächlich. Sie stand zwischen zwei Frauen, die mit ihren Brillen so klug aussahen. Unsere Mutter war in ihrem Kleid die Schönste von allen.

„Schade, dass es keinen Farbfernseher gibt", murmelte unser Opa. „So sieht das schöne grüne Kleid ja ganz grau aus."

„Psst!", zischte Hans und biss sich vor Aufregung auf die Fingernägel. Eigentlich war das streng verboten, aber Mutti und Vati waren ja nicht da, um es ihm zu verbieten.

Dann ging die erste Fragerunde auch schon los. Die Karte von Afrika wurde gezeigt, auf der verschiedene Staaten eingezeichnet waren. Jeder Kandidat hatte nun die Aufgabe, noch fünf andere Staaten hinzuzufügen.

„Das schafft sie!", rief ich. Ich wusste genau, dass sich Mutti in allen Ländern der Welt gut auskannte. Trotzdem schwitzten wir Blut und Wasser, als sie endlich an der Reihe war.

Marokko, Tunesien, Libyen, Äthiopien, Kongo … Mutti war nicht zu bremsen. Das Publikum applaudierte und wir waren völlig aus dem Häuschen. Auch als es um die Opern ging, erkannte Mutti sofort, dass es sich bei der Arie um „Don Giovanni" handelte. Sie wusste sogar, dass sie von Mozart war und die Uraufführung in Prag stattgefunden hatte.

„Donnerwetter! Was für ein Teufelsweib!", rief Opa. Er stand auf, ging zum Schrank und zog eine Zigarre aus dem Kästchen. Zigarrerauchen war eine Todsünde in unserem Wohnzimmer. Genau wie Nägelkauen. Aber heute war irgendwie alles erlaubt.

Wir fieberten mit Mutti und vergaßen alle Regeln.

Nun kam die erste Zwischenrunde und Mutti schaffte es in die nächste Runde. Jetzt musste Mutti mit einem Partner zusammenarbeiten. Sie bekam Jean-Claude Amerie aus Frankreich an ihre Seite.

„Ja, den fand ich auch so klug!", rief Ute begeistert. „Die beiden schaffen es bestimmt."

Auch Hans und ich nickten. Dieser Franzose war auch unsere erste Wahl gewesen.

Der Franzose und Mutti entschieden sich schnell, dass Mutti die Fragen beantworten sollte. Wenn sie eine falsche Antwort gab, musste Jean-Claude eine lange Rutsche herunterrutschen. Aber das war nicht alles. Er musste dabei auch noch eine schwarze

Kugel aus einer Art Mobile aus schwarzen und weißen Kugeln greifen, das ihm über den Kopf flog.

„Au, das wird schwer!“, murmelte Opa.

„Aber sie kann die Fragen bestimmt beantworten“, meinte ich. Ich war mir so sicher, dass Mutti es schaffen würde. Es ging nun um Literatur und das war ihr Spezialgebiet.

„Wer schrieb das Theaterstück ‚Warten auf Godot‘?“, fragte Kulenkampff und nach einigem Zögern wusste Mutti die Antwort. „Samuel Beckett.“ „Wer schrieb den utopischen Roman ‚Von der Erde zum Mond‘?“

Mutti überlegte.

„Jules Verne!“, schrie Hans, doch Mutti konnte ihn nicht hören.

„Jules Verne! Verdammt nochmal. Mutti hat ihn mir doch selbst gekauft!“, brüllte Hans.

„Hier im Haus wird nicht geflucht!“, schimpfte Opa und zog an seiner Zigarre.

Da ertönte der Gong. Aus!

„Jetzt muss der Franzose rutschen!“, flüsterte ich. Meine Stimme hörte sich ganz kratzig an.

Und tatsächlich. Der Franzose rutschte und versuchte dabei, eine schwarze Kugel zu fangen.

„Er hat eine!“, schrien Opa, Ute, Hans und ich gemeinsam. Aber dann kam die Ernüchterung. Der Franzose hatte eine weiße Kugel erwischt.

Auch bei dem nächsten Spiel waren die beiden vom Pech verfolgt.

„Sie müssen ausscheiden“, schluchzte Hans. „Und nur, weil sie das mit Jules Verne nicht wusste.“

„Still!“, rief Opa. „Jetzt kriegen sie doch noch was.“

Mutti und ihr Partner bekamen zwei Goldmünzen überreicht. Das Publikum applaudierte, Mutti lächelte und sah gar nicht traurig aus.

Das Ende verfolgten wir nur noch mit halbem Herzen. Die Österreicherin gewann das Quiz auf dem heißen Stuhl. Aber das interessierte uns gar nicht mehr. Auch als der Butler auftrat und seine Scherze mit Kulenkampff machte, war uns nicht nach Lachen zumute. Unsere Mutter hatte das Quiz nicht gewonnen. Das war wirklich traurig.

Unsere Eltern trafen einen Tag später wieder bei uns ein. Sie waren gut gelaunt und strahlten über das ganze Gesicht. Und was hatten sie alles zu erzählen. Die Fernsehsendung war nur ein kleiner Teil davon.

Seitdem weiß ich, es kommt überhaupt nicht aufs Gewinnen an. Manchmal ist es mindestens genauso spannend, dabei gewesen zu sein.

DER START DER SERIE „BEZAUBERNDE JEANNIE“

- Am 8. September 1965 wurde die Fernsehserie „Bezaubernde Jeannie“ zum ersten Mal im amerikanischen Fernsehen ausgestrahlt und bis 1970 mit neuen Folgen weitergeführt.
- Ab 1967 wurde die Serie auch in Deutschland im ZDF gesendet. Sie erreichte eine hohe Einschaltquote.
- Die Filmserie handelt von dem Astronauten Tony Nelsen, der nach einer missglückten Landung auf einer Insel eine Flasche findet. Er öffnet sie und befreit den Flaschengeist Jeannie. Der Geist hat die Gestalt einer blonden Frau, die magische Fähigkeiten besitzt.
- Jeannie verliebt sich in Nelsen und versucht von da an, ihn mit ihren Zaubertricks in ihren Bann zu ziehen.

ZWEI ZAUBERHAFTE FEEN

Am Dienstagabend konnten wir es kaum erwarten, dass mein Mann zum Turnverein ging. Leise schlichen meine Töchter Beate und Sigrid durchs Haus und beobachteten, wie mein Mann seine Sporttasche packte. Und dann endlich warf er die Tasche über den Rücken, wünschte uns einen schönen Abend und ging zur Garage hinüber, um das Rad zu holen. Beate und Sigrid rannten sofort zum Fernseher.

„Endlich!", rief Beate. „Der war ja heute spät."

„Beinahe hätten wir den Anfang der ersten Ausstrahlung der ‚Bezaubernden Jeannie' verpasst!", rief Sigrid.

Diesen Dienstag um 19 Uhr war es endlich so weit. Es gab die „Bezaubernde Jeannie" im Fernsehen. Das war dieser Geist, der von dem Astronauten Tony Nelson aus der Flasche befreit wurde, sich dann in ihn verliebte und ihn durch Zaubertricks für sich zu gewinnen versuchte. Beate und Sigrid lachten sich kaputt, als Jeannie kurz mit ihren langen Wimpern blinzelte. Denn schon liefen die Dinge anders, als Tony es sich gedacht hatte. Und ehrlich gesagt, habe auch ich mich wahnsinnig auf den Start der Serie gefreut. Wenn uns mein Mann gesehen hätte, wäre er sicherlich entsetzt gewesen. Er konnte amerikanische Sendungen nicht ausstehen. „Typisch amerikanischer Quatsch“, regte er sich immer auf. „Das kommt mir nicht ins Haus.“

Uns jedoch gefiel die Sendung so sehr, dass wir sie von nun an jeden Dienstagabend schauen wollten. Wir zählten sogar die Stunden, bis eine weitere Folge der „Bezaubernden Jeannie“ im ZDF ausgestrahlt werden sollte.

Einmal in den Ferien, als das Turnen ausfiel und mein Mann am Dienstagabend zu Hause war, hatte Beate versucht, ihn von dieser Sendung zu überzeugen.

„Guck mal, das ist die Bezaubernde Jeannie“, hatte sie erzählt und den Fernseher angeschaltet. „Alle aus meiner Klasse gucken das. Da geht es um einen Flaschengeist, eine Frau, die zaubern kann.“

Für zehn Minuten hatte sich mein Mann vor den Fernseher gesetzt und entsetzt auf den Bildschirm geguckt.

„Wie sieht die denn aus?", rief er entsetzt. „Die ist ja fast nackig. Und wie die redet! So völlig überdreht. Und was soll das mit diesem albernen Zaubern? Nee, nee, Kinder, macht den Quatsch aus. Das kommt mir nicht ins Haus."

Was waren wir erleichtert, als das Turnen wieder anfing. Da konnten wir endlich wieder in Ruhe fernsehen.

Als ich eines Abends an der Nähmaschine saß, kam Beate ins Zimmer und setzte sich zu mir. Ich ahnte schon, dass sie etwas auf dem Herzen hatte. Also wartete ich ab.

„Mama", begann sie nach einer Weile. „Weißt du, als was ich mich Karneval verkleiden möchte?"

„Na, was denn?", wollte ich wissen.

Beate druckste eine Weile herum.

„Am liebsten würde ich die Bezaubernde Jeannie sein", sagte sie dann.

Ich musste lachen.

„Aber das geht doch nicht. Papa wird sich schrecklich aufregen", versuchte ich einzuwenden. Doch

Beate winkte ab. „Der kennt die doch gar nicht. Das eine Mal, als er die im Fernsehen gesehen hat, hat er doch bestimmt vergessen. Wir sagen ihm einfach, ich hätte mich als Fee verkleidet."

„Aber ... aber du kannst doch unmöglich so nackt herumlaufen", entgegnete ich. „Was sollen denn die Leute denken? Und überhaupt, es ist doch Februar. Du holst dir noch eine Erkältung."

Aber auch daran hatte Beate gedacht.

„Kannst du nicht einfach einen Stoff dazwischen nähen, der wie Haut aussieht?", schlug sie vor. „Er muss doch nur so eine hellbraune Farbe haben. Oben nähst du mir dann ein Bikinioberteil und unten herum eine Pluderhose. Und dann brauche ich auch noch ein Tuch um den Kopf und meine Haare müsste ich zu einem Dutt machen."

Sie hatte alles genau geplant. Mit ihren Buntstiften hatte sie eine Zeichnung angefertigt. Und ehrlich gesagt, bekam ich auch Spaß an der Sache.

Am nächsten Abend saß Sigrid bei mir im Nähzimmer.

„Wenn Beate sich als Bezaubernde Jeannie verkleiden darf, will ich das auch", sagte sie. „Dann brauchst du auch nur einmal zu planen."

Das hatte ich mir schon fast gedacht.

Von da an begann eine Zeit der Heimlichtuerei. Ich hatte hellrosa Stoff gekauft und heimlich Maße bei Sigrid und Beate genommen. Mit dem Nähen begann ich immer, wenn Gerd zur Arbeit ging und die Kinder in der Schule waren. Es wurden wunderschöne Kostüme.

„Als was geht ihr eigentlich in diesem Jahr zu Karneval?", fragte Gerd plötzlich beim Abendessen die Kinder.

Wir tauschten einen kurzen Blick.

„Wir werden zur Fee", erwiderte Beate dann.

„Eine sehr schöne Fee", ergänzte Sigrid. Und dann zwinkerte sie kurz mit den Augen. Es hätte nicht viel gefehlt und wir hätten alle drei laut losgelacht.

Der Kinderkarneval fand in jedem Jahr in der großen Schützenhalle in unserem Dorf statt. Es wurde getanzt und gelacht und am späten Nachmittag wurde das schönste Kostüm gewählt. Der Sieger erhielt einen Preis: eine Krone, die er dann im nächsten Jahr an den neuen Sieger abgeben musste.

Beate und Sigrid sahen bezaubernd aus. Die Kostüme standen ihnen wirklich gut und ihre strahlenden Gesichter zeigten, dass sie überglücklich waren.

Gerd hatte tatsächlich nicht bemerkt, dass sie eigentlich die Bezaubernde Jeannie waren. Er fand sie süß in ihrer Kleidung, obwohl er dieses Bikinioberteil ein bisschen ungewöhnlich fand.

„Ist doch alles nur Stoff", erklärte ihm Beate.

„Feen sehen nun mal so aus", fügte Sigrid hinzu.

Darauf wusste Gerd nichts mehr zu erwidern. Er war ja auch begeistert, dass seine Töchter so hübsch waren.

„Wollen wir nicht in diesem Jahr mal zur Siegerehrung beim Kinderkarneval gehen?", fragte Gerd mich plötzlich, als die Kinder schon längst bei der Karnevalsfeier waren.

„Wieso?", wunderte ich mich. „Du hast dich doch eigentlich nie für Karneval interessiert."

„Aber unsere Kinder sehen so bezaubernd aus als Fee", bemerkte Gerd. „Ich bin mir ganz sicher, dass sie den 1. Preis holen."

Er ließ sich nicht von seiner Idee abbringen.

Und so trafen wir schließlich zur Siegerehrung in der Schützenhalle ein.

Viele lustige Kinder in netten Kostümen begegneten uns. Piraten, Matrosen, Prinzessinnen und Hexen waren da. Aber ehrlich gesagt, die Kleidung unserer Kinder war schon etwas Besonderes.

Um 17 Uhr durfte dann ein Kind nach dem anderen auf die Bühne treten und sich mit seinem Kostüm vorstellen.

Schließlich waren Beate und Sigrid an der Reihe. Hand in Hand liefen sie auf die Bühne.

„Wir sind beide die Bezaubernde Jeannie", rief Beate, die nicht gemerkt hatte, dass Gerd und ich im Publikum saßen.

Und Sigrid fügte noch hinzu. „Das ist nämlich unsere Lieblingssendung. Die sehen wir immer im Fernsehen. Nur wenn Papa zu Hause ist, dürfen wir sie nicht gucken."

Dann blinzelten die beiden mit ihren Augen und das Publikum applaudierte laut.

Ich wäre am liebsten im Boden versunken. Gerd starrte schweigend auf die Bühne. Ein paar Bekannte hatten sich jetzt zu uns umgedreht.

„Wie gut, dass der Papa manchmal nicht zu Hause ist", lachte sein Turnbruder Albert zu ihm herüber. „Bei uns ist das auch immer so. Kaum bin ich weg, stellen sie den Fernseher an."

„Jaja, es gibt so manches, das wir Männer nicht wissen", murmelte Gerd.

Beate und Sigrid gewannen den Kostümwettbewerb haushoch und waren überglücklich, die Krone nach Hause tragen zu können.

„Wir haben gewonnen!", riefen sie ihrem Vater zu, der Zeitung-lesend in seinem Lieblingssessel saß. Gerd tat so, als wüsste er von nichts. „Wir waren die schönsten Feen des Kostümfestes", fügte Sigrid hinzu.

„Schon allein, weil ihr ein bisschen wie die Bezaubernde Jeannie ausseht", lächelte Gerd und zwinkerte wie Jeannie. Und dann lachte er.

„Wisst ihr was?", fügte er hinzu. „Dienstag bleibe ich mal zu Hause. Und dann zeigt ihr mir diese Fee mal im Fernsehen, ja? Vielleicht gefällt sie mir ja doch."

EIN WEISSER WAL IM DUISBURGER HAFEN

- Am 18. Mai 1966 wurde bei Duisburg ein weißer Wal im Rhein gesichtet.
- Ursprünglich sollte der Wal mit einem Transportschiff in einen Zoo in England gebracht werden. Das Schiff allerdings kenterte unterwegs beinahe und der Wal wurde auf diese Weise in die Nordsee gespült.
- Die Menschen nannten den Wal ‚Moby Dick'. Er war *die* Attraktion im Rhein.
- Moby Dick sollte zunächst eingefangen und in den Duisburger Zoo gebracht werden. Proteste aus der Bevölkerung verhinderten jedoch das Einfangen.
- Drei Tage später verschwand Moby Dick im offenen Meer.

MOBY DICK IM RHEIN

Mein Name ist Kurt Gerstner. Ich bin von Beruf Wirt und das ist eigentlich der spannendste Beruf, den man sich vorstellen kann. Viele Jahre lang besaß ich die kleine Kneipe „Zum Walfisch", die sich im Hafen von Duisburg befand. Schiffer und Matrosen gehörten zu meinem Kundenstamm. Aber auch die Anwohner von Duisburg Ruhrort gingen bei mir ein und aus. Ich war Wirt und Seelsorger für all die, die abends allein waren, und ich übte meinen Beruf mit Leib und Seele aus.

Eines Nachts, als der letzte Kunde gegangen war und ich noch die letzten Gläser wusch und die Stühle hochstellte, hörte ich draußen plötzlich einen Schrei. Ich stürzte zur Tür und öffnete sie. Zwei Schiffer taumelten mir entgegen, beide kreideweiß.

„Da!“, stammelten sie. „Da ist was im Wasser. Guck doch mal, Kurt!“

Ich kniff die Augen zusammen und schaute auf das Hafenbecken. Aber da war nichts zu sehen.

„Warte!“, rief der eine Schiffer. „Gleich kommt er wieder. Ein weißer Wal!“

Ich musste leise gähnen. War doch klar, dass diese Schiffer einen über den Durst getrunken hatten. Ein weißer Wal in unserem Duisburg! Das war ja lächerlich.

„Geht mal schlafen, ihr beiden!“, sagte ich. „Es ist schon …“ ‚spät', wollte ich noch hinzufügen, doch in dem Moment brüllte der eine Schiffer schon wieder: „Da! Da ist er!“

Die beiden Männer starrten wie gebannt auf das Wasser hinaus. Und jetzt, das konnte doch nicht wahr sein, sah ich es auch. Ein riesiger weißer Fischkörper erhob sich aus dem Wasser. Das war ein Wal, ganz bestimmt. Ich erkannte ihn an der Schwanzflosse, an der Finne, wie die Biologen sagen. Und jetzt erhob er sich so weit aus dem Wasser, dass man sogar seinen Kopf erkennen konnte.

„Das gibt es doch nicht!“, keuchte ich.

„Ruf die Polizei an!“, brüllte der Schiffer.

Und das tat ich auch. Ich rannte in meine kleine Kneipe zurück und benachrichtigte die Polizei. Nach kurzer Zeit kamen zwei Polizisten angefahren.

„Hier soll jemand einen weißen Wal gesehen haben", meinte der eine Polizist und lachte dabei über das ganze Gesicht. Die Schiffer und ich nickten und erzählten unsere Geschichte.

Die Polizisten schauten auf das Hafenbecken hinaus.

„Ich sehe nichts", sagte der eine.

„Geduld!", sagte ich. „Gleich kommt er wieder."

Doch der Wal ließ sich nicht mehr blicken. Da zog der Polizist ein Teströhrchen aus seiner Jacke.

„Würden Sie bitte mal pusten!", sagte er.

Ich regte mich völlig auf. „Ich bin doch nicht betrunken!", rief ich. „Ich trinke nie bei der Arbeit."

„Jeder Wirt trinkt", meinte der andere Polizist. „Also los. Beweisen Sie, dass sie nüchtern sind."

Das war ja wohl die Höhe! So eine Unverschämtheit hatte ich noch nie erlebt. Ich nahm das Teströhrchen und hielt es an meinen Mund. Gerade wollte ich hineinblasen, da hörte ich die Schiffer schreien.

„Da ist er wieder! Da! Da!"

Nun starrten wir alle wie gebannt in das Hafenbecken. Und tatsächlich. Da war er wieder in voller

Pracht. Weiß tauchte der Rücken aus dem Wasser auf. Wir sahen die prachtvolle Finne. Und nun war wieder sein Kopf zu sehen. Es sah aus, als schaute er zu uns hinüber. Und es sah aus, als würde er lachen.

Der eine Polizist ging vor Schreck ein paar Schritte rückwärts und knallte gegen die Wand meiner Kneipe. Dann ließ er sich auf einen Gartenstuhl fallen.

„Ich spinne schon!", sagte er. „Das habe ich in meinem ganzen Leben noch nicht erlebt."

Nun gerieten die Polizisten in Aufruhr. Sie rannten zum Wagen und gaben über Funk die Nachricht weiter: Weißer Wal im Duisburger Hafen gesichtet.

In dieser Nacht bekam ich kein Auge mehr zu. Ein Schaulustiger nach dem anderen fand sich am Hafen ein, um das Geschehen zu beobachten. Ich rückte meine Gartenstühle dichter an das Hafenbecken heran, verteilte Biere und Schnäpse und machte ein gutes Geschäft.

Die Geschäfte wurden von Tag zu Tag besser. Der Wal bestimmte nämlich nun die Nachrichten. ‚Moby Dick' wurde er genannt und die Menschen kamen in Scharen, um ihn anzusehen. Familien machten Ausflüge an den Hafen, Reporter kamen, um ihn zu fotografieren. Der Wal hielt alle in Aufregung. Ich verkaufte Bier und Mineralwasser, servierte Eis und Bratkartoffeln mit Speck. Es war eine gute Zeit.

Später erfuhren wir, dass der Wal eigentlich in einen englischen Zoo gebracht werden sollte. Doch das Schiff war bei einem Orkan fast gekentert und so war der Wal in Freiheit geraten. Das schien ihm zu gefallen. Auch, dass ihn so viele Menschen anstarrten, schien ihm Spaß zu machen. Manchmal tanzte er wie Flipper auf seiner Schwanzflosse herum. Damit brachte er uns alle zum Lachen.

In Duisburg gab es einen Zoo und der Zoodirektor kam auf die Idee, den Wal für den Tierpark einzufangen. Mit Betäubungspfeilen fuhren sie mit einem Transportschiff auf den Rhein hinaus und versuchten, den Wal zu fangen. Das wiederum rief die Tierschützer auf den Plan. Sie wollten den Wal schützen und in die Freiheit entlassen.

Es gab immer was zu schauen und ich servierte weiter Eis, Bier, Bratkartoffeln und Mineralwasser. Ich machte das Geschäft meines Lebens.

Die Einfangversuche wurden schließlich eingestellt. Man ließ den Wal in Ruhe. Man öffnete sogar nur für ihn ein Schleusentor, um ihm die Freiheit zu geben. Doch Moby Dick gefiel es bei uns in Deutschland. Statt ins Meer zu schwimmen, nahm er den Weg rheinaufwärts Richtung Bonn. Dort hielten Politiker gerade eine Pressekonferenz. Als sich herumsprach, dass Moby Dick den Rhein hinauf schwamm, unterbrachen alle die Sitzung, um ihn anzuschauen. Das muss ein riesiges Spektakel gewesen sein. Ich habe in den Nachrichten gesehen, wie die Menschen am Rhein entlangliefen, um dem Wal zuzuwinken.

Als er in Bonn angekommen war, drehte er plötzlich um, schwamm wieder rheinaufwärts und verschwand am 16. Juni 1966 im offenen Meer.

Ab da gingen meine Geschäfte zurück. Ich konnte die Gartentische wieder in den Keller bringen. Der Bierkonsum sank auf ein Normalmaß zurück.

Gerne denke ich noch an diese spannende Zeit. Nach Moby Dick wurde später sogar ein Rheinschiff benannt.

TÖDLICHER PROTEST BEIM BESUCH DES SCHAHS MOHAMMAD REZA PAHLAVI

- Vom 27. Mai bis zum 4. Juni 1967 besuchte der Schah von Persien, Mohammad Reza Pahlavi, mit seiner Frau Farah die Bundesrepublik und West-Berlin. Der Besuch wurde überall von Protesten begleitet, denn der Schah galt als diktatorischer Monarch.
- Am 2. Juni war der Schah mit seiner Frau in West-Berlin, um sich eine Oper anzusehen. Die Demonstrationen eskalierten. Es gab zahlreiche Verletzte, sowohl bei der Polizei als auch bei den Demonstranten.
- Im Verlauf der Demonstration wurde der Student Benno Ohnesorg vom Polizeibeamten Karl-Heinz Kurras erschossen.

DIE SCHAH-DEMO

Martina Seifert hatte sich nie besonders für Politik interessiert. Sie hatte genug Arbeit am Hals, wie sie immer sagte. Tagsüber arbeitete sie im Büro einer Baufirma. Die Abende verbrachte sie meist damit, sich um ihre Eltern zu kümmern, die schon ziemlich betagt waren.

Auch am 2. Juni 1967 war sie wieder unterwegs. Von Berlin-Tiergarten aus bog sie mit dem Rad auf die Bismarckstraße, um zu ihren Eltern zu gelangen, die in der Kantstraße wohnten. Erstaunt stellte sie fest, wie voll die Stadt an diesem Abend war. Warum waren so viele Menschen auf den Beinen? Gab es eine Veranstaltung in der Deutschen Oper?

Plötzlich stellte sich ihr ein Polizist in den Weg.

„Sie können nicht hier entlang“, sagte er. „Heute Abend gibt es hier viel Unruhe.“

„Was ist denn los?“, wunderte sich Martina. Erst jetzt fielen ihr einige Menschen auf, die eine Papiertüte über das Gesicht gezogen hatten. Ein Gesicht war auf die Tüte gemalt worden – ein seltsames Gesicht –, furchterregend irgendwie.

„Ja, lesen Sie denn keine Zeitung?“, regte sich der Polizist auf. „Heute kommt doch der persische Kaiser mit seiner Frau nach Berlin.“

„Der Schah von Persien“, fiel es Martina wieder ein. Ja, das hatte sie doch in der Zeitung gelesen. Der Schah Mohammad Reza Pahlavi und seine Ehefrau Farah wollten sich in der Deutschen Oper Mozarts „Zauberflöte“ anhören. Aber warum dann dieses Gedränge? Und warum hatten die Menschen diese Papiertüten auf dem Kopf? „Wir erwarten viele Proteste“, knurrte der Polizist. „Da ist es besser, wenn Sie wieder nach Hause gehen. Nachher geraten Sie hier noch unter die Räder.“

Martina lachte. In Berlin war eigentlich immer viel los. Vor Menschenmassen hatte sie keine Angst.

„Ich will nur kurz zu meinen Eltern in die Kantstraße“, erklärte sie. „Wenn die Oper losgeht, bin ich längst dort.“

„Auf Ihre Verantwortung. Ich habe Sie gewarnt", entgegnete der Polizist und ließ sie weiterfahren.

Martina hatte nun Mühe, durch die Menschenmasse zu radeln. Sie wurde immer dichter. Auch diese Papiertüten wirkten irgendwie unheimlich. Manche Menschen trugen diese Papiertüten auch auf einem Stock in die Höhe wie die Laterne eines Martinsumzuges. Das sah noch viel entsetzlicher aus.

Martina war froh, als sie in der Kantstraße angekommen war. Sie schob das Fahrrad in den Hausflur. Ihre Eltern wohnten im ersten Stock. Sie klingelte wie verabredet dreimal kurz, einmal lang, da öffnete ihr Vater auch schon.

„Gott sei Dank, du bist da", sagte ihr Vater erleichtert. „Wir haben uns schon Sorgen gemacht. Es ist doch schon sieben."

„Draußen ist die Hölle los", erklärte Martina. „Es sind so viele junge Leute unterwegs. Und sie tragen Papiertüten auf Holzstangen durch die Gegend. Auf diesen Tüten ist das Gesicht des Schahs aufgezeichnet. Er ist zu Besuch in Berlin."

„Ja", schwärmte nun Martinas Mutter. „Das ist ein feiner Mann. Und er hat eine wunderschöne junge Ehefrau. Ich habe es in der Zeitung gelesen."

„Der Schah ist ein Verbrecher", schimpfte Martinas Vater. „Der hat viele Menschen auf dem Gewissen.

Es ist ein Unrecht, dass er hier einfach so auf Staatsbesuch kommen kann. Und dann wird er auch noch in die Oper eingeladen. Und das alles auf Kosten des Steuerzahlers."

Martina lachte. Es war typisch für ihren Vater, dass er sich so aufregte.

„Nun reg dich nicht so auf", sagte sie. „Bald ist er wieder weg. Ich habe für euch eingekauft und dir habe ich sogar deine Lieblingszigarren mitgebracht. Eine echte Havanna Zigarre, eine Bolivar."

„Hmm!", brummte ihr Vater versöhnt.

„Die rauchst du aber erst nach dem Abendessen!", ermahnte ihn seine Frau sofort.

Martina deckte mit ihrer Mutter den Tisch, der Vater kochte Tee. In der Zwischenzeit hörten sie, wie es draußen immer lauter wurde. Martina und ihre Eltern traten ans Fenster und schoben die Gardine zur Seite. Hier in der Kantstraße waren nur vereinzelte Jugendliche zu sehen, aber von der Bismarckstraße war Lärm zu hören. Und jetzt konnte Martina auch immer mehr verstehen, was die Demonstranten riefen. „... eines Diktators", hörte sie erst und dann: „... zu Bütteln eines Diktators". Die Eltern öffneten das Fenster. Und nun verstanden sie die Rufe ganz deutlich. „‚Warum macht ihr euch zu Bütteln eines Diktators?', rufen sie", erklärte ihr Vater.

„Mach das Fenster wieder zu", bat Martinas Mutter. „Wir wollen in Ruhe Abendessen. Der Tee ist fertig. Setzt euch doch."

Martina und ihr Vater kehrten nur ungern vom Fenster in die Küche zurück. Sie aßen schweigend, doch die Rufe von der Straße waren nicht zu überhören.

„Ich glaube, ich sollte gleich schnell nach Hause gehen", überlegte Martina. „Sonst wird es immer schwieriger, durch die Menschenmenge zu kommen."

Sie stand auf, half ihrer Mutter noch, den Tisch abzuräumen, und nahm dann ihre Tasche. Gerade wollte sie zur Tür gehen, da hörte sie von der Straße ein riesiges Geschrei. Es war nicht einer, der schrie. Es schienen Tausende zu sein. Mit einem Satz waren Martina und ihre Eltern am Fenster. Menschen rannten nun durch die Straße. Sie waren auf der Flucht. Aber vor wem? Martina sah nun, wie andere Jugendliche voller Zorn den Flüchtenden hinterherrannten. Und nun jagten auch Polizisten durch die Straßen. Direkt vor ihrem Fenster sah Martina, wie ein Jugendlicher von allen Seiten eingekreist wurde. Er war stark am Kopf verletzt. So etwas hatte Martina noch nie gesehen. Sie stand am Fenster, wie gelähmt. Ein Polizist schrie, zeigte auf einen anderen

Jugendlichen. Da ließen sie den einen jungen Mann liegen und rannten hinter dem anderen her.

„Das gibt es doch gar nicht!", schrie Martinas Mutter nun in heller Panik. „Der blutet ja. Martina, hol ihn rein!"

Martina zögerte keine Sekunde. Sie rannte die Treppe hinunter und öffnete die Haustür. Der junge Demonstrant lag immer noch auf der Straße. Er blutete, aber er war bei Bewusstsein. Als Martina ihn anfasste, schlug er um sich.

„Ruhig, ruhig, ich tue Ihnen nichts", versuchte sie, ihn zu beruhigen. „Kommen Sie mit. Ihr Kopf muss verbunden werden."

Der junge Mann schien ihr zu vertrauen. Mühsam rappelte er sich auf. Martina hakte ihn unter und schleppte ihn in den Hausflur. Neben ihr öffnete sich die Tür des Hausmeisters. Verächtlich sah er zu dem jungen Mann hinüber. „Sollen wir jetzt diese Chaoten auch noch aufpäppeln?", fuhr er sie an.

„Kümmern Sie sich mal um Ihren eigenen Kram", gab Martina patzig zurück. Dann brachte sie den jungen Mann in die Wohnung ihrer Eltern.

„Setzen Sie sich doch!", rief Martinas Mutter. „Ich hole mal Verbandszeug und Pflaster. Sieht ja schlimm aus."

„Geht schon wieder“, versuchte der Mann zu lächeln. Er sah immer noch kreideweiß aus und um seine Augen lagen tiefe Schatten.

„Was ist passiert?“, fragte Martinas Vater besorgt.

„Wenn ich das wüsste“, erwiderte der Mann. „Wir haben alle gemeinsam gegen den Schah protestiert. Aber plötzlich haben einige Demonstranten angefangen, sich gegen uns zu wehren. Und dann kam die Polizei und hat ihnen geholfen.“ Er wischte sich über die Stirn. „Es ist eine totale Panik entstanden“, erklärte er. „Wir sind alle durcheinander und übereinander gestolpert. Überall prügelten sie.“ Er sah sich unruhig um. „Ich muss wieder raus“, sagte er. „Ich kann die doch jetzt nicht alleinlassen. Es sind doch meine Freunde.“

Martinas Vater sah aus dem Fenster. Die Schreie waren jetzt unerträglich geworden. Überall schienen Menschen zu sein. Polizisten, Jugendliche, Stöcke, Plakate und diese unheimlichen Papiertüten rollten und bewegten sich durch die schmale Kantstraße.

„Bleiben Sie besser bis morgen früh“, schlug Martinas Vater vor.

Der junge Mann schüttelte den Kopf. „Das kann ich nicht“, erklärte er. „Das wäre Verrat.“

Er nickte Martina und ihren Eltern zu. „Vielen Dank für Ihre Hilfe. Und danke für den Verband.“

Martina wusste, er ließ sich nicht aufhalten. Als er aus der Haustür trat, sah sie ihm durch das Fenster nach. Er winkte kurz zu ihr hoch, dann war er in der Menschenmasse verschwunden.

„Aber du bleibst bis morgen früh", ordnete Martinas Mutter an. „Wäre ja ein Wahnsinn, wenn du in diesem Chaos nach Hause fährst."

Tage später erfuhr Martina in den Nachrichten, dass an diesem Abend sogar ein Student erschossen wurde. Benno Ohnesorg hieß er. Die Studentenproteste erreichten dadurch einen neuen Höhepunkt.

Für Martina war dieses Erlebnis der Auslöser, sich von da an für Politik zu interessieren. Keine Nachrichtensendung ließ sie mehr aus. Und später engagierte sie sich auch in der Kommunalpolitik West-Berlins.

DIE FERNSEHSENDUNG „AKTENZEICHEN XY … UNGELÖST“

- Die Fernsehsendung „Aktenzeichen XY … ungelöst“ wurde 1967 zum ersten Mal im ZDF gesendet. Sie wurde von Eduard Zimmermann moderiert.
- Ziel der Sendung war es, Straftaten mit Hilfe der Bevölkerung aufzuklären.
- Schon früher hatte man in Nachrichtensendungen mit Täterfotos die Menschen um Mithilfe gebeten. In „Aktenzeichen XY … ungelöst“ wurden jedoch erstmals kleine Filme gezeigt und Kriminalfälle nachgestellt. Das war eine Weltneuheit.
- Einige Jahre später beteiligten sich auch das österreichische und das schweizerische Fernsehen an dieser Fernsehproduktion.
- 42 % aller Fälle konnten auf die Weise aufgeklärt werden. Manche Täter wurden schon direkt nach Ausstrahlung der Sendung gefasst.

EIN GRUSELIGER ABEND

In den Zeitungen hatten wir von einer neuen Fernsehsendung gelesen, die sich „Aktenzeichen XY“ nannte. Am nächsten Freitag sollte sie zum ersten Mal gesendet werden. In dieser Sendung wollte die Polizei Fälle vorstellen, die sie bis jetzt nicht gelöst hatte, und die Bevölkerung dabei um Hilfe bitten. Unser Großvater regte sich sehr darüber auf. „Sollen die doch mal selbst gründlich arbeiten“, knurrte er. „Typisch Beamte. Die sitzen an ihrem Schreibtisch und spitzen ihre Bleistifte an, was?“

„Aber es ist doch wichtig, dass Mörder und Diebe hinter Schloss und Riegel kommen“, erwiderte ich. „Da ist es doch unsere Aufgabe, bei der Suche mitzuhelfen.“

Unsere Familie war so gespannt auf die erste Sendung. Sogar unsere Kinder, die eigentlich immer um acht Uhr ins Bett mussten, durften an dem Tag länger aufbleiben. Wir konnten die Sendung kaum erwarten. Dann endlich war es so weit. Schon die Eingangsmelodie war gruselig. Dann erschien der Moderator, Eduard Zimmermann.

„Der ist ja langweilig und so ernst. Und dann diese undeutliche Aussprache", seufzte unser Opa.

„Sei doch mal ruhig!", rief mein Mann ungeduldig. „Ich verstehe kein Wort."

Da schwiegen wir alle. Und nun kündigte Zimmermann endlich seinen ersten Film an, einen ungelösten Fall der Kripo Wiesbaden. Die hatte nämlich eine unbekannte Tote in einem See gefunden.

„Mord!", flüsterte Kathrin und rückte dichter an ihre Schwester Silke heran.

Ich muss gestehen, dass auch mir ein Schauer über den Rücken lief. Dass sie einen Mord zeigen würden, hatte ich nicht gedacht. Andererseits war es ja gerade wichtig, dass die Mörder gefasst werden, denn das ist doch wirklich das schlimmste Verbrechen, das es gibt.

Da startete auch schon der erste Film. Ein Mopedfahrer war auf der Suche nach besonderen Farnkräutern und fuhr darum in ein Waldstück hinein. Die Musik wurde unheimlicher. Man ahnte, dass dieser Mopedfahrer gleich die Frauenleiche finden würde. Der dunkle See, der Wald … das war einfach nur gruselig. Und dann sah der Mann etwas. Seine

Augen verengten sich in Panik und er rannte, so schnell er konnte, zu seinem Moped zurück.

In unserem Wohnzimmer war es jetzt totenstill. Nie hätten wir gedacht, dass der Mord als Film mit Schauspielern nachgestellt würde. Das machte es ganz besonders unheimlich. Silke biss sich auf die Fingerknöchel, Kathrin hatte ihren Pullover halb über ihr Gesicht gezogen. Sogar unser Großvater sagte kein Wort mehr. Gespannt verfolgten wir, wie der Mopedfahrer in Panik auf sein Moped sprang und aus der nächsten Telefonzelle heraus die Polizei anrief. Die Polizisten trafen kurze Zeit später am Tatort ein. Eine junge Frauenleiche in einem grünen Minikleid wurde geborgen.

Anschließend zeigten sie einen Film über die Ermittlungen und auch das war spannend. Die Frau war mit zwei Kugeln aus nächster Nähe erschossen worden.

In den Kaufhäusern der Umgebung wurde nun nach einer Frau gesucht, die ein grünes Kleid gekauft hatte. Und tatsächlich erinnerten sich einige Verkäuferinnen, diese Frau als Kundin gehabt zu haben.

„Die arme Frau", meinte Kathrin.

„Hoffentlich finden sie den Täter", seufzte Silke.

Zuletzt zeigte Eduard Zimmermann noch einmal alle Gegenstände, die zur Aufklärung des Falles beitragen könnten: die Kleidungsstücke, die Waffe, einen Ring und dann – das konnte doch nicht wahr sein – sogar das Foto der Toten.

„Nein!“, kreischte Silke. „Das ist sie. Die Wasserleiche!“

„Sie sieht ja richtig schön aus“, seufzte unser Opa. „Armes Ding. Und noch so jung.“

Wir alle schwiegen betreten.

„Hoffentlich finden sie den Täter bald“, sagte ich.

Die Sendung hatte noch ein paar spannende Fälle und als Silke und Kathrin endlich ins Bett gehen sollten, war es eigentlich schon viel zu spät für sie.

„Mutti, kommst du noch mit ins Schlafzimmer? Ich habe so Angst“, jammerte Silke. Und Kathrin fügte hinzu: „Ich glaube, da steht jemand auf dem Flur.“

„Kinder, wenn ihr nach der Sendung so ein Geschrei macht, habt ihr sie das letzte Mal gesehen!“, warnte mein Mann unsere Töchter. „Stellt euch nicht so an! Das war doch nur ein Film.“

„Aber der Film ist wirklich passiert“, stammelte Silke.

Ich muss gestehen, dass mir auf dem dunklen Flur auch ein bisschen unheimlich war. Doch das wagte ich nicht, meinem Mann zu sagen. Der hätte mich vielleicht ausgelacht.

In der Nacht schlief ich unruhig und träumte von einer Leiche im grünen Minikleid.

Dann begannen die Sommerferien. Wir fuhren in dem Jahr ins Hessische, schauten uns Limburg und Wetzlar an, fuhren mit den Rädern die Lahn entlang und gingen zum Baden an einen kleinen See in der Nähe von Dillenburg.

Mit einem Picknickkorb bewaffnet, stapften wir durch dichten Farn und ließen uns schließlich auf einer Decke nieder.

„Ich gehe mal ein bisschen schwimmen", sagte Kathrin.

„Ich komme mit!", rief Silke.

Die beiden rannten in ihren Badeanzügen zum Wasser und sprangen kopfüber hinein.

Mein Mann und ich aßen die Reste vom Picknick, streckten uns dann auf der Decke aus und genossen die Ruhe.

Plötzlich durchbrach ein gellender Schrei die Stille.

„Ahhhhhh!"

Ich schoss sofort hoch. Auch mein Mann sprang auf. Gemeinsam rannten wir zum Ufer des Sees.

Kathrin kam gerade aus dem Wasser gerannt.

„Eine Leiche!", schrie sie. „Mich hat eine Leiche am Arm berührt."

Nun schrie auch Silke. „Die Frau mit dem grünen Minirock aus ‚Aktenzeichen XY'!", brüllte sie.

Und dann kam sie ebenfalls aus dem Wasser gerannt. Ich muss zugeben, dass ich in Panik geriet. Hatte man diese Frauenleiche nicht in einem See bei Dillenburg gefunden? Und hatte der Täter vielleicht noch einmal zugeschlagen?

Mein Mann behielt, wie immer, die Ruhe.

„Wo soll hier eine Leiche liegen?", fragte er.

Kathrin japste und zeigte auf etwas, das im Wasser schwamm. Mein Mann kniff die Augen zusammen und starrte auf die Wasseroberfläche.

„Soll ich euch mal was sagen?", sagte er dann. „Das ist ein Ast."

Trotzdem war es nun mit der Ruhe vorbei. Die Tatsache, dass hier eine Frauenleiche gefunden worden war, ließ uns nicht mehr los.

„Ich will hier weg!", meinte Silke.

„Ich auch!", sagte Katrin.

Ich sagte nichts, aber ehrlich gesagt mochte ich auch keinen Augenblick länger mehr hier am Wasser liegen.

So kehrten wir fluchtartig in unsere Pension zurück.

Übrigens ist der Fall mit der Frauenleiche später wirklich aufgeklärt worden. Die Frau wurde identifiziert, der Täter gefunden.

Wir sahen die Sendung danach nicht wieder. Sie war einfach zu viel für unsere Nerven.

DER HIT „MAMA“ VON HEINTJE

- Heintje wurde am 12. August 1955 in den Niederlanden geboren. Er liebte es, zu singen, und war darin sehr begabt.
- 1966 sang Heintje bei einem Talentwettbewerb in den Niederlanden das Lied „Mamma“ und erhielt dafür einen Plattenvertrag.
- 1967 trug Heintje zum ersten Mal in der ZDF-Fernsehshow „Der goldene Schuß“ sein Lied „Mama“ vor. Die deutsche Version des Liedes stürmte die Hitparaden. Sie war die Single, die im Jahr 1968 in Deutschland am meisten verkauft wurde.
- Heintje nahm noch viele weitere Schallplatten auf. Er erhielt zahlreiche Preise und gewann viele Goldene Schallplatten.
- Nach seinem Stimmbruch endete seine Karriere. Ein Comeback gelang ihm nie.

HEINTJE, MEINE RETTUNG

Es war ein besonderer Tag, ein Tag im September 1967. Meine Mutter hatte ihre Turnschwestern zum Kaffeetrinken eingeladen und bat meine Schwester und mich, ihr in der Küche zur Hand zu gehen. Natürlich machten wir das gerne, schon allein, weil immer auch etwas für uns dabei raussprang. Meine Schwester Brigitte schnitt die Torten, faltete die Servietten und kochte den Kaffee. Ich schlug die Sahne – das konnte ich immer besonders gut. Meine Mutter deckte den Tisch und dekorierte ihn mit kleinen Blümchen, die sie aus dem Garten holte. Alles sah wunderschön aus.

Dann kamen die ersten Gäste. Zuerst kam Elfie, eine überkandidelte Blondine mit quietschrotem Lippenstift. Sie brachte Blumen für meine Mutter und Schokolade für uns mit. Danach erschien Isabell, die beste Freundin meiner Mutter. Auch sie hatte

Blumen für Mutti und Süßigkeiten für uns. Und schon kurze Zeit später klingelte es erneut und es trafen drei weitere Turnschwestern ein. Es war ein lautes Durcheinander, Küsschen hier und Umarmungen da, na, ein richtiges Damenkaffeekränzchen eben. Als es erneut klingelte, war ich gerade dabei, eine Blumenvase aus dem Schrank zu holen.

„Dietmar, machst du mal auf?", rief meine Mutter aus dem Wohnzimmer. Natürlich machte ich das, ich kam ja gerade an der Tür vorbei. So riss ich sie auf – und erstarrte. In der Tür stand meine Mathelehrerin. Ausgerechnet sie, wo ich doch in Mathe so eine große Niete war.

„Dietmar, das ist ja eine Überraschung!", rief meine Mathelehrerin und lächelte ihr falsches Lächeln. „Ich wusste gar nicht … aber natürlich. Dass mir das nicht aufgefallen ist. Du heißt ja Merlin mit Nachnamen. Da wird Susanne Merlin deine Mutter sein. Was für eine reizende Überraschung."

„Ja, reizend", stammelte ich.

„Darf ich dir dann die Blumen überreichen? Du weißt sicherlich, wo die Vasen sind."

„Natürlich", nickte ich übereifrig.

Nun kam auch meine Mutter aus dem Wohnzimmer.

„Ach, Sieglinde, wie schön, dass du zu uns gefunden hast."

„Susanne, ich wusste gar nicht, dass dein Sohn in meiner Klasse ist."

Wums. Die Tür knallte hinter ihnen ins Schloss, ausgerechnet jetzt, wo ich die Ohren gespitzt hatte. Ich hörte, wie meine Mathelehrerin etwas erzählte, und nun lachten alle. Wahrscheinlich ging ihr Witz auf meine Kosten.

Mit schlechtem Gewissen eilte ich zum Küchenschrank und suchte nach einer passenden Vase. Ich zog einen blauen bauchigen Krug hervor. Das war die Vase, die meine Mutter so über alles liebte.

Und nun passierte es. Ich wollte Wasser in den Krug gießen, aber weil ich so aufgeregt war, stieß ich gegen den Hahn. Es klirrte und der Krug zersprang in vier Teile. Aus dem Nebenzimmer hörte ich immer noch das laute Lachen der Frauen. Sie hatten mein Missgeschick nicht bemerkt. Nur meine Schwester Brigitte sah mich unglücklich an.

„Oh nein!", rief sie. „Ausgerechnet Muttis Lieblingskrug. Den hat sie sich doch damals im Urlaub am Bodensee gekauft, weißt du noch? Der hat so viel Geld gekostet."

Ich spürte, wie sich meine Kehle zusammenzog.

„Kann man es wieder kleben?", fragte ich.

Brigitte schüttelte den Kopf.

„Dann kaufe ich ihr einen neuen", sagte ich bedrückt.

Ich hatte genau fünf Mark in meinem Sparschwein. Damit lief ich so schnell ich konnte in die Stadt, während Brigitte die Gäste weiter versorgte. Ich lief von Geschäft zu Geschäft und suchte in allen Porzellanläden nach einem neuen Krug. Aber für fünf Mark gab es nicht einmal eine kleine Vase. Selbst wenn ich genug Geld gehabt hätte, hätte ich doch keinen Krug gefunden, der so schön gewesen war wie der Urlaubskrug vom Bodensee. Was sollte ich bloß tun? Meine Mutter würde so traurig sein. Bestimmt würde sie mir das niemals verzeihen können.

Mit gesenktem Kopf schlich ich durch unser Kaufhaus. In der Porzellanabteilung war ich noch nicht gewesen.

In dem Moment, als ich an der Plattenabteilung vorbeikam, hörte ich ein wunderschönes Lied. „Mama. Du sollst doch nicht um deinen Jungen weinen", sang eine Kinderstimme. Ich blieb wie angewurzelt stehen und lauschte der Platte, die dort durch den Lautsprecher tönte. Das Kind sang mir aus der tiefsten Seele

Mama.
Und bringt das Leben mir
auch Kummer und Schmerz,
dann denk ich nur an dich.
Es betet ja für mich, oh Mama, dein Herz.

Der Lautsprecher zog mich magisch an. Ich stellte mich direkt davor und lauschte dieser Stimme. Mit „Mama, Mahama" endete das Lied.

Ich sah, wie der Plattenverkäufer die Schallplatte vom Plattenteller nahm und eine andere auflegen wollte.

„Entschuldigung", sagte ich. „Können Sie die wohl noch einmal spielen? Bitte!", fügte ich schnell hinzu.

Der Plattenverkäufer hatte nicht viel zu tun. Er nickte mir freundlich zu, legte dann die Platte noch einmal auf.

„Das ist Heintje", erklärte er dann. „Ein kleiner Junge aus Holland. Der singt ganz gut, oder?"

„Wunderschön", seufzte ich. Plötzlich kam mir eine Idee. Eine fantastische Idee sogar. Ich hatte fünf Mark dabei, genau so viel wie eine Platte kostete. Wie wäre es, wenn ich meiner Mutter diese Platte als Entschuldigung kaufen würde? Vielleicht würde sie mir dann verzeihen können.

Ich gab mir einen Ruck und kaufte die Platte.

Als ich nach Hause kam, waren die Frauen vom Turnverein immer noch da. Ich verzog mich in mein Zimmer und hörte dort die Platte leise und immer wieder.

Der nächste Tag war ein Sonntag. Meine Eltern schliefen lange. Ich stand leise auf, deckte den Tisch und legte die zerbrochene Vase und die Schallplatte von Heintje auf den Tisch. Dann fuhr ich mit meinem Fahrrad zum Fußballtraining. Erst gegen Mittag kam ich zurück. Als ich die Küche betrat – das schlechte Gewissen brannte mir auf der Seele –, sah ich meine Mutter am Herd stehen. Ihre Augen waren rot vom Weinen.

„Mama?", rief ich erschrocken. „Es tut mir so leid."

„Ist doch gar nicht schlimm", schniefte meine Mutter. „Ich weine doch gar nicht wegen der Vase. Aber das Lied von diesem Heintje ist so …" Sie schluchzte. „… so wunderschön. Ich höre es schon den ganzen Morgen und immer wieder kommen mir die Tränen."

„Mama", schluchzte Heintje jetzt. „Mahama!"

NEIL ARMSTRONG BETRITT ALS ERSTER MENSCH DEN MOND

- Am 20. Juli 1969 landete das erste bemannte Raumfahrzeug, die Apollo 11, auf dem Mond.
- Die Apollo 11 startete vom Kennedy Space Center in Florida und benötigte drei Tage, um die Mondumlaufbahn zu erreichen.
- Die drei US-amerikanischen Astronauten Neil Armstrong, Edwin „Buzz" Aldrin und Michael Collins versuchten erstmals einen Spaziergang auf dem Mond.
- Neil Armstrong betrat als erster Mensch die Mondoberfläche. Er sagte die berühmten Worte: „Ein kleiner Schritt für den Menschen, ein riesiger Sprung für die Menschheit". Nach der Landung merkte Armstrong jedoch an, dass er falsch verstanden worden sei. Er habe „für einen" Menschen gesagt. Das englische Wort „a" (einen) sei bei der Übertragung auf die Erde nicht angelangt. Ohne das „a" würde der Satz im Englischen „für den" Menschen bedeuten und damit für alle Menschen auf Erden gelten.
- 600 Millionen Menschen auf der ganzen Welt verfolgten die Mondlandung vor dem Fernseher.

DIE MONDLANDUNG

Es war das Jahr 1969. Seit Monaten und Wochen berichteten die Zeitungen und das Fernsehen immer wieder von den Weltraumprogrammen der USA. Die ersten bemannten Raumschiffe waren zum Mond aufgebrochen, hatten ihn umrundet und von ihren Eindrücken berichtet.

Vor drei Tagen hatte sich die Apollo 11 mit einer geballten Feuerladung in den Himmel geschraubt. Nun stand die erste richtige Mondlandung bevor. Männer sollten in Raumfahrtanzügen auf dem Mond spazieren gehen, so erzählten sie in den Nachrichten.

Unsere Söhne Peter und Dieter waren schon wochenlang vorher aus dem Häuschen. Aus alten Pappkartons und Silberpapier hatten sie eine riesengroße

Rakete gebastelt. Außerdem hatten sie sich aus alten Waschpulverkartons einen Raumfahrtanzug angefertigt. Er hatte ein richtiges Visier aus einer Folie. Damit sprangen sie quer durch das Wohnzimmer. Dieter hielt sich eine Haarbürste als Mikrophon vor den Mund und rief: „Kleiner Bär an Leuchtkäfer." Und Peter brüllte aufgeregt in eine Klopapierrolle: „Ändere die Richtungsfrequenz um drei Zentimeter." Irgendwann brüllte Peter: „Sehe die Mondoberfläche. Steuere nun das ‚Meer der Ruhe' an."

Dass die drei Astronauten Armstrong, Collins und Aldrin auf dem Mond am ‚Meer der Ruhe' landen würden, hatte ich ihnen erzählt. Dieter und Peter waren nicht besonders interessierte Schüler und im Erdkundeunterricht passten sie nie auf. Diesmal aber merkten sie sich diesen Ort auf Anhieb.

„Gelandet!", rief Dieter nun und sprang aus der Papprakete. Peter machte es ihm nach. Dann spazierten die beiden mit ihren Astronautenanzügen über unseren Flur.

„Falsch, ganz falsch", lachte meine Frau. „Der Mond hat eine viel geringere Anziehungskraft als die Erde. Jeder wiegt nur ein Sechstel seines Gewichts. Du, Peter, wirst nicht mehr als acht Kilo wiegen und du, Dieter, höchstens sechs. Wenn ihr vorwärtskommen wollt, müsst ihr also springen."

Jetzt war ich tatsächlich sprachlos. Meine Frau hatte sich nie für Technik interessiert.

„Woher weißt du das denn?", fragte ich verblüfft.

„Meinst du, ich lese keine Zeitung?", winkte meine Frau ab. „Und nun raus aus euren Anzügen. Das Essen ist fertig. Oder wollt ihr heute Astronautennahrung haben?"

Dieter und Peter schüttelten sich. Sie hatten schon gehört, dass sich Astronauten von Tütennahrung ernährten, die sie mit Wasser auffüllten. Schnell pellten sie sich aus den Raumfahrtanzügen und ließen sich das Essen schmecken. Trotzdem stand für sie fest, dass sie später Astronaut werden wollten.

„Papa, bitte kannst du uns nicht heute …", begann Peter und Dieter fügte hinzu: „Bitte, Papa. Wir sagen es auch nicht unseren Lehrern."

Ich wusste, was sie von mir wollten. Ich sollte sie diese Nacht wecken, damit sie die Mondlandung anschauen konnten.

„Kinder, das haben wir schon so oft besprochen", sagte meine Frau streng. „Ihr müsst morgen zur Schule und da müsst ihr ausgeschlafen sein. Die Mondlandung könnt ihr dann am nächsten Tag in den Nachrichten sehen."

Ich konnte Dieter und Peter ansehen, dass sie sehr traurig waren. Es war nicht richtig von meiner Frau, so streng zu sein. Schließlich landete nicht alle Tage ein Mensch auf dem Mond. Aber sie ließ sich nicht erweichen und ich wollte mich nicht in ihre Erziehung einmischen.

Peter und Dieter gingen traurig um acht Uhr ins Bett – wie jeden Abend, und als ich später in ihre Zimmer schaute, waren sie wirklich eingeschlafen.

Meine Frau und ich machten es uns vor dem Fernseher gemütlich. Den ganzen Abend über begleitete ein Fernsehteam die Mondlandung. Endlich war es so weit. Die Apollo 11 setzte zur Landung an. Es war ein ganz besonderer Moment. Wir sahen, wie die Kraterlandschaft am Fenster der Mondkapsel vorbeizog.

Meine Frau war aus dem Sessel hochgeschnellt und starrte gebannt auf den Bildschirm. Ich dachte unglücklich an Peter und Dieter in ihren Betten. Das war doch grausam, dass sie so einen wichtigen Moment im Leben verschlafen würden. Leise schlich ich mich aus dem Wohnzimmer und ging ins Badezimmer hinüber. Dort polterte ich laut mit dem Zahnbecher, ich ließ den Wasserhahn laufen und drückte die Toilettenspülung. Kurze Zeit später steckte Dieter verschlafen den Kopf ins Badezimmer.

„Papa?“, fragte er. „War die Mondlandung schon?“

„Lauf ins Wohnzimmer!", zischte ich ihm zu. „Und nimm Peter mit."

Meine Frau schüttelte entsetzt den Kopf, als sie Dieter und Peter in ihren Schlafanzügen ins Wohnzimmer treten sah.

„Das gibt es doch nicht!", rief sie. „Verschwin…"

„Luise!", ermahnte ich sie nun. „Sie sind doch nun wach. Lass sie doch eine halbe Stunde gucken."

Meine Frau schwieg, setzte sich wieder in den Sessel und zog Peter zu sich. Dieter kuschelte sich zu mir auf das Sofa.

Gemeinsam sahen wir nun, wie die Astronauten ihre Raumanzüge anlegten.

„Man kann ja gar nichts sehen", murmelte Dieter. „Das ist ja alles so verschwommen."

„Psst!", zischte Peter ihm zu.

Die Apollo 11 flog nun immer dichter über der Mondoberfläche. Es war bergiger, als man es sich vorgestellt hatte. Neil Amstrong übernahm nun die manuelle Steuerung. Immer wieder gab der Computer Alarm. Der Treibstoff für das Landemanöver wurde knapp.

„Was machen sie denn?", schrie Peter. „Warum landen sie nicht?"

Und da landeten sie tatsächlich mit dem letzten Tropfen Treibstoff. Die Raumfahrtzentrale jubelte und applaudierte. Die Kinder und ich sprangen im Wohnzimmer auf und ab.

„Ruhe!", schrie Luise nun. „Setzt euch doch! Jetzt kommt's doch erst!"

Wir wurden wieder still. Armstrong beschrieb jetzt die Mondoberfläche im ‚Meer der Ruhe'.

Nun setzte Neil Armstrong seinen ersten Fuß auf den Mond, filmte dann seinen Kollegen Edwin Aldrin.

„Ein kleiner Schritt für den Menschen, ein riesiger Sprung für die Menschheit", sagte er dabei.

Dann spazierten die beiden tatsächlich über diese karge Mondlandschaft. Wir schauten wie gebannt auf den Bildschirm. Dieses Geschehen war einfach unglaublich.

Im Kontrollzentrum Houston lagen sie sich in den Armen.

Vorsichtig tasteten sich die Astronauten mit ihrer schweren Ausrüstung über die Mondoberfläche. Sie sammelten Mondgestein, fotografierten die Mondoberfläche und hissten die amerikanische Flagge.

„Zurück ins Bett!", rief Luise nun streng. „Ihr könnt nicht noch drei Tage hier sitzen, bis die Apollo 11 wieder gelandet ist."

Das musste sie nicht zweimal sagen. Dieter und Peter und schließlich auch Luise und ich gingen zufrieden und glücklich ins Bett.

ÜBER DIE AUTORIN

Dr. Annette Weber arbeitete als Grundschullehrerin, bevor sie sich als Autorin selbstständig machte. Sie verfasst neben Büchern für Kinder und Jugendliche Romane und Kurzgeschichten für Erwachsene.